《人体简史（少儿彩绘版）》名家推荐

简洁生动的文字，搭配有趣幽默的场景化插图，让本书在解答与人体相关的科学问题的同时，为小读者们带来愉悦、快乐的阅读体验。而译者苗德岁先生不仅具有深厚的生物学背景，同时也是一位优秀的科普作家，他严谨的译书态度与充满诗意的语言，无疑为本书增添了新的亮点。

——周忠和（中国科学院院士、中国科普作家协会理事长）

《人体简史（少儿彩绘版）》是一本专门为孩子量身定制的有关人体的书。文字简洁生动、通俗易懂、幽默风趣，还配上数百幅与内容珠联璧合的精美插图，让小读者轻松愉快地理解人类何以如此伟大，了解我们身体的强大与美妙，练就强健的体魄，培养探索未知的能力。

这本书也为身为父母的家长补上必要的一课。那些困扰家长的孩子们对于人体奥秘的诸多疑问，都可以在本书中轻松找到答案。

——杨焕明（中国科学院院士、中国医学科学院学部委员、华大基因联合创始人）

《人体简史（少儿彩绘版）》是对人体的引人入胜的探索，作者以一个经验丰富的旅行者探索新大陆的好奇心深入研究了身体的复杂机制。无论你是科学爱好者还是一般读者，本书都是一本既能提供信息又能带来乐趣的书。

——张大庆（北京大学医学部医学人文学院教授、医学史研究中心主任）

你我的血肉之躯，了不起的造物奇迹！让我们随《人体简史（少儿彩绘版）》来一次人体之旅，了解身体的结构与功能，探索生命演化的奥秘，认识生老病死的规律，掌握健康生活的真谛。

——尹传红（科普时报社社长、中国科普作家协会副理事长）

自己的身体是孩子们都感兴趣的话题，也是他们了解生物医学很好的开端。这本书通过一个个令人难以置信的有关身体的神奇故事，为孩子们量身定制探秘之旅。我推荐《人体简史（少儿彩绘版）》给所有充满好奇心的孩子。

——李治中（北京大学医学部药学院客座教授、知名科普作家）

人体简史 少儿彩绘版

[英]比尔·布莱森 著　[英]艾玛·扬 编　苗德岁 译

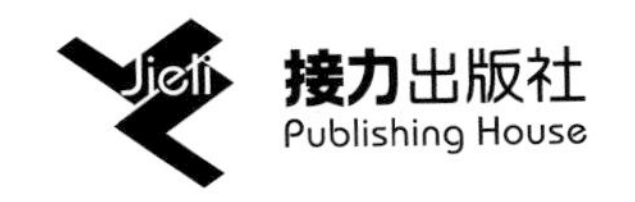

桂图登字：20-2023-216

A REALLY SHORT JOURNEY THROUGH THE BODY by BILL BRYSON,
ADAPTED BY EMMA YOUNG
Text copyright © Bill Bryson, 2019, 2020, 2023
Illustrations copyright © Daniel Long, Dawn Cooper, Jesús Sotés, Katie Ponder, 2023
This edition arranged with THE MARSH AGENCY LTD through BIG APPLE AGENCY, LABUAN, MALAYSIA.
Simplified Chinese edition copyright © 2024 by Jieli Publishing House Co., Ltd.
All rights reserved.
本书简体中文版权由大苹果事业有限公司负责代理

图书在版编目（CIP）数据

人体简史：少儿彩绘版 / (英) 比尔·布莱森著；(英) 艾玛·扬编；苗德岁译．—南宁：接力出版社，2024.5

书名原文：A Really Short Journey Through the Body

ISBN 978-7-5448-8525-6

Ⅰ．①人…　Ⅱ．①比…②艾…③苗…　Ⅲ．①人体—少儿读物　Ⅳ．①R32-49

中国国家版本馆CIP数据核字（2024）第060349号

人体简史（少儿彩绘版）
RENTI JIANSHI SHAO'ER CAIHUI BAN

责任编辑：陈　邕　申立超　　封面设计：马　丽　　美术编辑：许继云
原版装帧设计：丹尼尔·龙　丹·库珀　耶苏斯·索特斯　凯蒂·庞德
责任校对：李姝依　　责任监印：刘　冬　　版权联络：王彦超
社长：黄　俭　　总编辑：白　冰
出版发行：接力出版社　　社址：广西南宁市园湖南路9号　　邮编：530022
电话：010－65546561（发行部）　　传真：010－65545210（发行部）
网址：http://www.jielibj.com　　电子邮箱：jieli@jielibook.com
经销：新华书店　　印制：北京瑞禾彩色印刷有限公司
开本：889毫米×1194毫米　1/16　　印张：8　　字数：196千字
版次：2024年5月第1版　　印次：2024年5月第1次印刷
印数：00 001—50 000册　　定价：89.00元

版权所有　侵权必究

质量服务承诺：如发现缺页、错页、倒装等印装质量问题，可直接联系本社调换。
服务电话：010-65545440

《人体简史（少儿彩绘版）》中译本序

著名古生物学家、《物种起源》译者　苗德岁

20世纪80年代，我在美国怀俄明大学研究生院读博时，为了提升我的英语写作能力，导师让我到英语系选了好几门课。对于一个外国学生来说，在英语系选课的好处是：通常由于我是班里唯一母语非英语的学生，授课老师都对我另眼相看，关切有加，因而，我与这些英语系教授建立了很深的友谊。其中英语写作课的蛋（英文Eggs，他确实姓蛋）教授，对我的帮助最大。记得有一次课余闲聊，我请他推荐一些文学以外的现代非虚构类写作名家。他说，美国散文大家除了E.B.怀特、H.L.孟肯之外，约翰·麦克菲是当红的非虚构类作家。然后，他冒出一句话来，给我的印象极深："其实，在美国最好的非虚构类作家还是一些旅行作家和体育记者——因为干他们那行有钱赚！"自那时起，我除了读麦克菲的作品之外（有十余本），也迷上了美国旅行文学作家保罗·索鲁（又是十几本，其中包括他的两本精妙的中国游记）。到了90年代，我工作之后突然发现了一位当时定居在英国的美国旅行作家比尔·布莱森。他出生和成长的地方离我的住地只有几个小时的车程。他的成名作《失落的大陆——美国小城之旅》令我读来既熟悉又惊讶：熟悉的是他所描述的美国中西部小城风情（毕竟我就生活在中西部的一个大学城里），惊讶的是他极为独特的视角，以及幽默风趣的文笔。自那时起，他的每一本新书问世，我都迫不及待地买来一读为快。他成了继索鲁之后，我喜欢上的第二位旅行文学作家。

及至后来，他的书由旅行文学扩展到语言和文学史方面，尽管这些并非他的专长，但书一出版，不仅普通读者大呼过瘾，连专家们也刮目相看。比如讲英语语言发展史的《母语》，以及讲英国文学史的《莎士比亚》，都曾荣登各大畅销书榜。尤其令我再度吃惊的是，莎士比亚（一如中国的李白和苏东坡）是个几乎已被前人写烂了的题材，而新史料又极少。布莱森再次以他的新颖视角和"语不惊人死不休"的勾人文笔，赢得了专家与大众的一致认可。正如不止一位评论家所指出的那样：布莱森极其擅长给老故事注入新活力——他的化腐朽为神奇的功力，断无他人能及……

真正让我对他佩服至极的，是他初次尝试科普写作就大获成功。2003年布莱森出版的《万物简史》，以624页的篇幅讲述了从宇宙大爆炸开始直到人类文明兴起世间所发生的一切［或是像他的英文书名所

写的“几乎所有的事情（nearly everything）”]：天文学、物理学、化学、地球科学、生命科学、考古学、人类学等无所不包。该书是21世纪超级畅销的科普著作之一，无论是在科普领域还是在出版界，都堪称现象级的神作。我当时颇为好奇的是，作为一个科学的门外汉，布莱森是如何取得这一成就的呢？所幸他在《万物简史》的“引言”里披露了一些信息：比如，他在读小学时曾被一本地质学方面的科普书深深吸引；科学幽默大师费曼对他来说是“神一样的存在”；他为写《万物简史》花了3年多的时间埋头阅读有关书刊资料，满世界地寻访各方面的专家……正如他自己所言：“我倒想要看看，能否从非专业的角度，用有限的知识储备，尽量深入地去理解、领会，甚至赞叹、欣赏科学的奇迹和成就。”结果表明，由于他童稚般的好奇心，以及非凡的讲故事能力，他不仅做到了，而且干得非常漂亮！

在《人体简史（少儿彩绘版）》中，他的上述努力与才华得到了进一步的彰显，请看开头一段：

> 我们常常把自己的身体看成是理所当然的东西。我敢肯定，只有当身体告诉你它需要吃点零食，或需要一个创口贴，或需要去趟厕所的时候，你才会注意到它。在其余的时间里，你尽管把注意力集中在真正想做的事情上，比如下面该玩哪一个电子游戏，或该看哪一档电视节目，你的身体会继续做它自己的事……是啊，无论它在干着什么。

接着，他就告诉读者，你的身体究竟在干些什么神奇的事，比如：

> 连想都不需要想，你一直在眨巴着眼睛。你知道你每天要眨巴多少次眼睛吗？500次？1 000次？14 000次？每天在你醒着的时候，你的眼睛总共有23分钟是闭着的——我敢担保你压根儿就没有注意到这一点。
>
> 你骨骼中那些海绵状的东西不断地在制造红细胞。猜一猜在你读这句话的当儿，你体内骨骼已经制造了多少个红细胞？100万！

这只是开头的前言，贯穿全书有无数类似的可笑但又让你止不住好奇（却又完全不知道答案是什么）的问题。你想过下面这个问题没有：我们终其一生都是靠着身体这一副“臭皮囊”而生存着，然而我们究竟对它了解多少呢？比如：

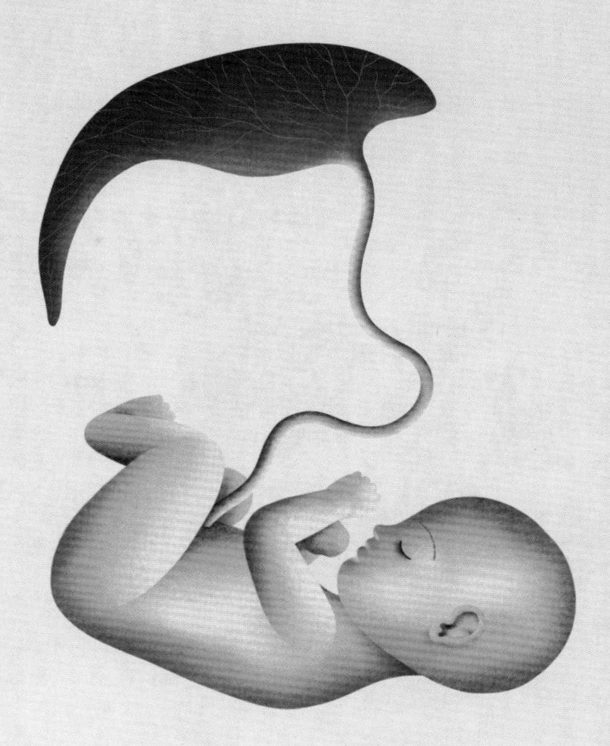

你知道它的内部都装了一些什么东西吗？如果说身体像一部不停运转的机器的话，那它又是如何运转的呢？为什么说皮肤是我们身体上最大的器官？为什么说你的大脑是宇宙间最奇妙、最不寻常的东西？为什么说你膝关节上的软骨，比溜冰场的冰面还要光滑好多倍？

你的身体是由多少个细胞、多少个原子组成的？里面又生活着多少微生物？你的肺每分钟要呼吸多少个氧气分子？这些都是大得惊人的数字，甚至是天文数字！再想一想：如果把你身上的DNA连成一条线的话，它可以长达100亿英里（约161亿千米）；倘若穿越太阳系的话，可以从地球延伸到冥王星，甚至更远。想想看，你足以走出太阳系。从字面的意义上来说，你是宇宙级的！即便如此，你别忘了这一事实：你若是把2万股DNA并排在一起，只能达到人最细的头发丝的宽度！还有，在所有的人里，我们的DNA有99.9%是相同的。这使我们所有的人几乎是一模一样的。但我的DNA跟你的DNA之间，依然有300万—400万个不同之处。也就是说，你的DNA是你独有的（假如你不是同卵双胞胎，或不是被邪恶的操纵者克隆出来的话）。

上面这些无一不是“硬核”的科学知识和概念，但又是如此有趣和令人闻之震撼——这就是布莱森讲故事的出类拔萃的本领！此外，贯穿全书的还有许多引人入胜的逸闻趣事，比如：青霉素是如何被发现的？一个科研团队为什么称其研究课题为“肚脐眼生物多样性课题”？（答案：他们随机选择了60个美国人，检查了他们肚脐眼上的细菌。结果发现了2 368种细菌，其中1 458种是过去未曾发现过的。）此外，还有收集了各种体内异物的医生，为了医学实验甘当“实验小鼠”的医生，人类历史上的巨人、最长寿的人、在阿尔卑斯山的岩洞底部生活了好几个月的探险家（他的经历促使了人体生物钟的发现）。还有一些闻所未闻的各种灾难的幸存者的故事。读到这些故事时，你可能会完全忘记这是一本科普书，它简直比侦探小说还刺激！

布莱森不光讲述了我们身体的构造、各个部位的作用及其特殊性，还介绍了

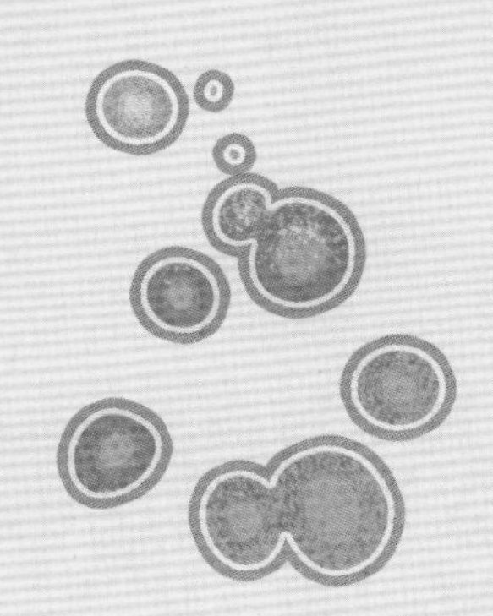

它们的生理功能、可能患的疾病，人的寿命、生长发育的各个阶段（从胚胎期、婴幼期、青春期、更年期、老年期直到死亡），其中又包括了许多或令人捧腹大笑，或令人啼笑皆非的故事。

读这本书，像观看一台被精密调节的神奇爆米花机的工作过程。它时而爆出些令人笑喷的幽默描述，比如：

细菌并不是生活在你皮肤上的唯一生物。现在正在你头上（以及你身上其他油腻腻的地方，但主要是在你的头上）寄生的，便是一些很小的螨虫。谢天谢地，它们通常并没有什么害处，并且肉眼也看不见。然而，它们吞噬了你死去的皮肤。对于它们来说，那些鳞片状的皮肤脱屑，就像一大碗脆玉米片。如果你闭上眼睛想象一下的话，你几乎能听到它们的咀嚼声……

时而又爆出些让人惊掉下巴的奇闻逸事，比如：

1978 年，法国的外科医生把一根电热丝夹到一位 69 岁男子的直肠上。这是正常的医疗操作，通常是为了烧掉肠壁上生长的息肉，如果不将息肉及时清除掉的话，它可能会发生癌变。但是当电热丝插入时，它点燃了这位男子直肠里面的胃肠气（即屁）。这些气体爆炸了，这位男子的身体瞬间被炸裂。

《万物简史》及其他一系列著作，不仅使布莱森拿奖拿到手软（包括英国女王颁发的英国官佐勋章），还使布莱森被任命为英国久负盛名的杜伦大学的校长，并被选为英国皇家学会的荣誉院士。不少人相信，《人体简史》可以媲美《万物简史》，作为 21 世纪卓越的科普著作而载入史册。我想，布莱森的成就显示了：偶尔（或许只是偶尔），业余爱好者的痴迷能够战胜科学家的学术专长。倘若科普大神费曼先生依然健在的话，也一定会向布莱森先生竖起大拇指。

前 言

我们常常把自己的身体看成是理所当然的东西。我敢肯定，只有当身体告诉你它需要吃点零食，或需要一个创口贴，或需要去趟厕所的时候，你才会注意到它。在其余的时间里，你尽管把注意力集中在真正想做的事情上，比如下面该玩哪一个电子游戏，或该看哪一档电视节目，你的身体会继续做它自己的事……是啊，无论它在干着什么。

而现在，正当你在阅读的时候，你的身体同时在干着各种各样神奇的事：

★ 你的脾正在全力跟各种外来的入侵者战斗。

★ 连想都不需要想，你一直在眨巴着眼睛。你知道你每天要眨巴多少次眼睛吗？500 次？1 000 次？14 000 次？每天在你醒着的时候，你的眼睛总共有 23 分钟是闭着的——我敢担保你压根儿就没有注意到这一点。

★ 你骨骼中那些海绵状的东西不断地在制造红细胞。猜一猜在你读这句话的当儿，你体内骨骼已经制造了多少个红细胞？100 万！这些新的红细胞已经在你体内各处加速奔跑，输送珍贵的氧气。它们会一直这样不停地工作，直到“筋疲力尽”，不能再持续下去。然后，它们会为了集体利益，主动“投降”，被其他细胞消灭。

毫无疑问，人体是真正了不起的东西。在本书中，我希望向你们讲述更多关于人体为什么如此了不起的缘由，同时让你们对身体是这样神奇的存在而惊叹不已。

比尔·布莱森

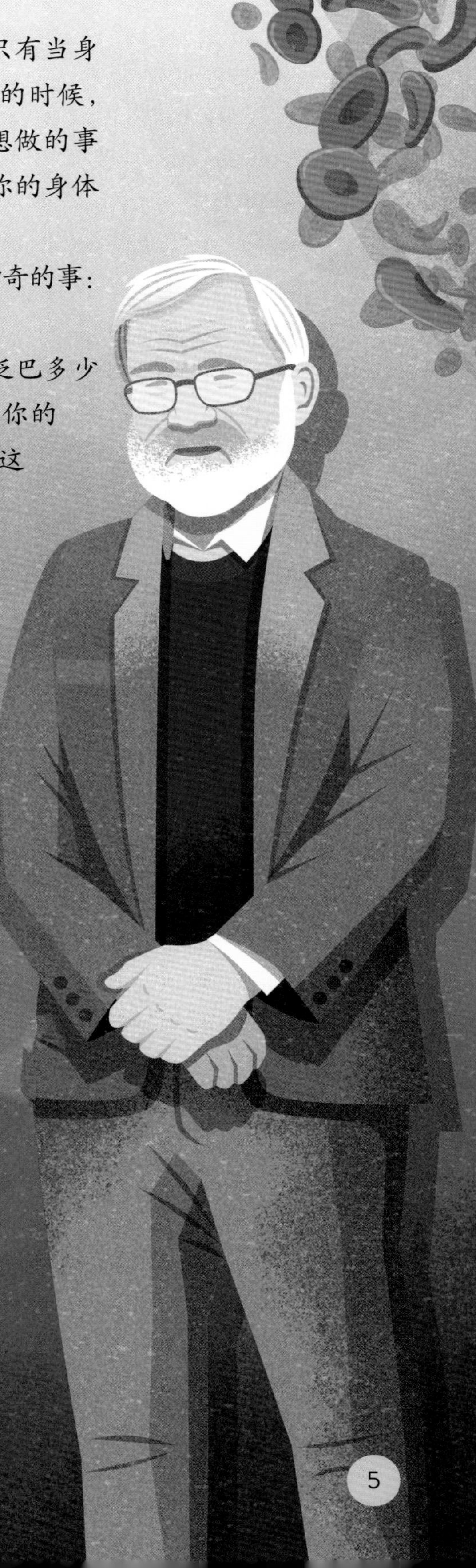

我一般只讨论“典型的”身体。当然，事实上我们的身体都不尽相同——我们并不以相同的方式运动，四肢也不相同。当我描述“典型的”身体时，并不意味着这就是唯一正常的状态。

我在本书中所用的另一个“典型的”术语跟“寿命”或“终生”有关。平均来说，人的寿命有 73 年左右。当你读到“寿命”或“终生”时，这就是我所指的生命的长度。

目　录

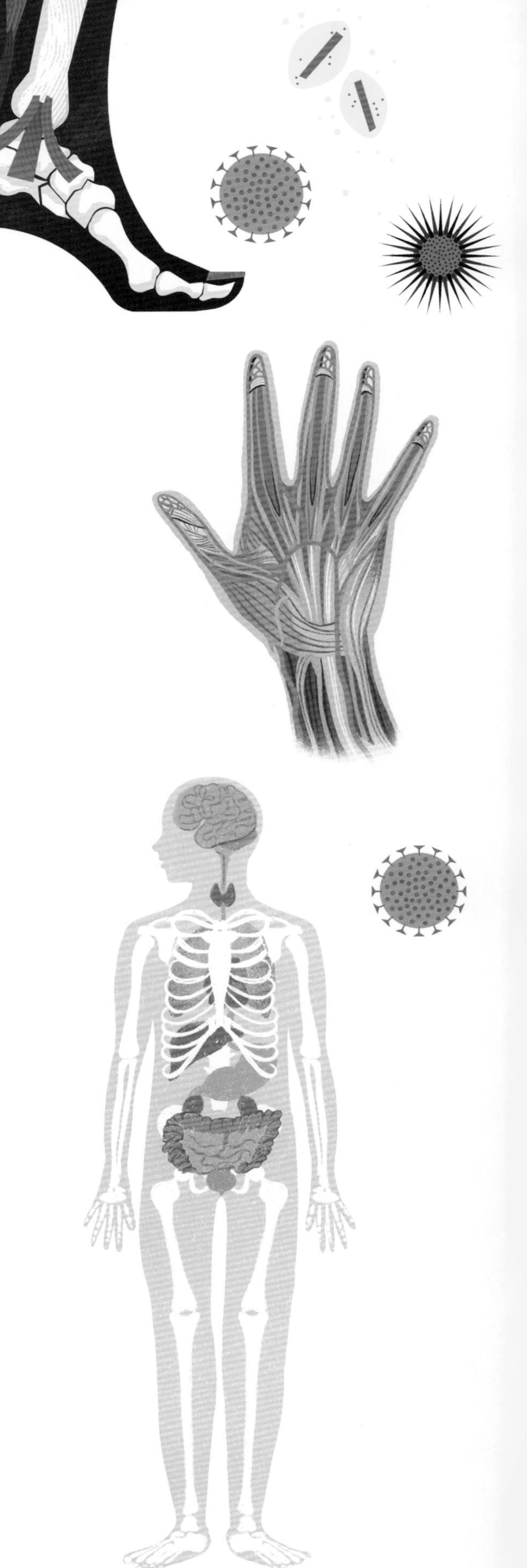

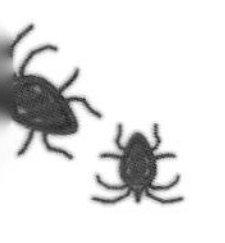

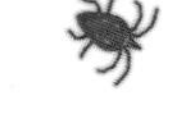

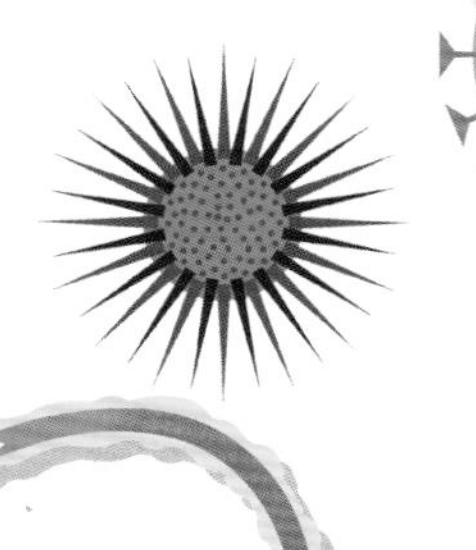

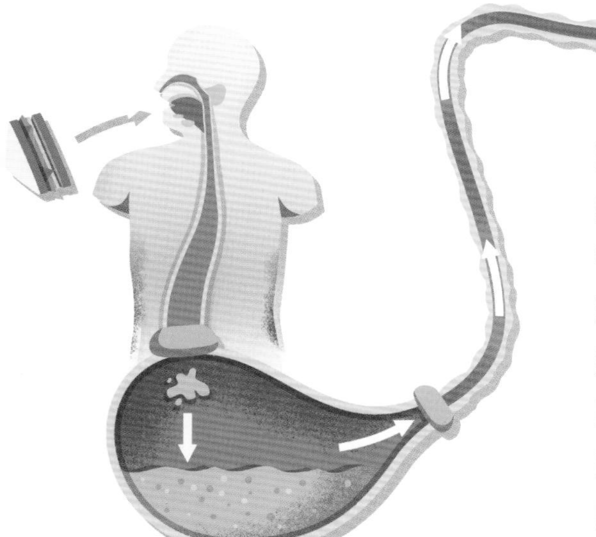

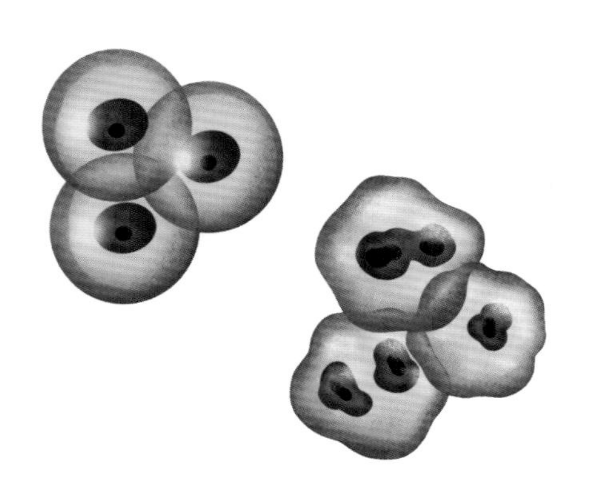

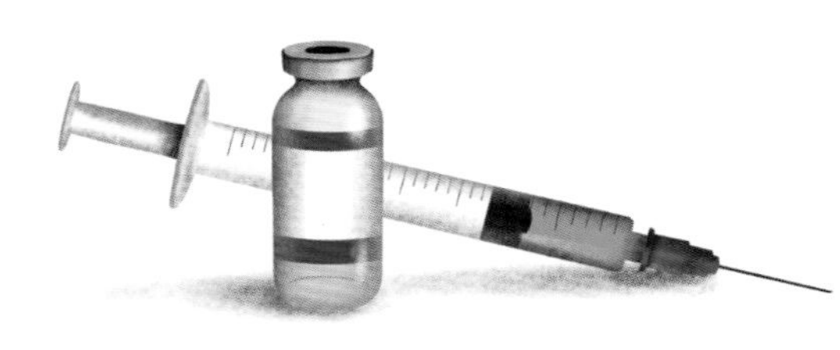

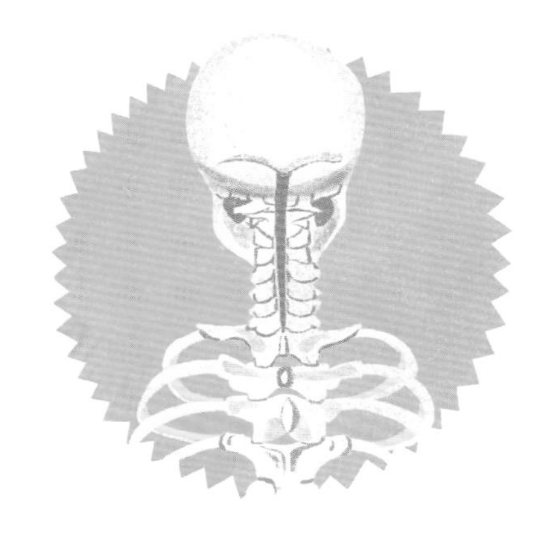

怎样建造你的身体

假如你想从头开始建造一个人体，你需要钱购买一些原材料。究竟需要多少钱？预算各不相同，不过 100 英镑（约 900 人民币）差不多就够了。

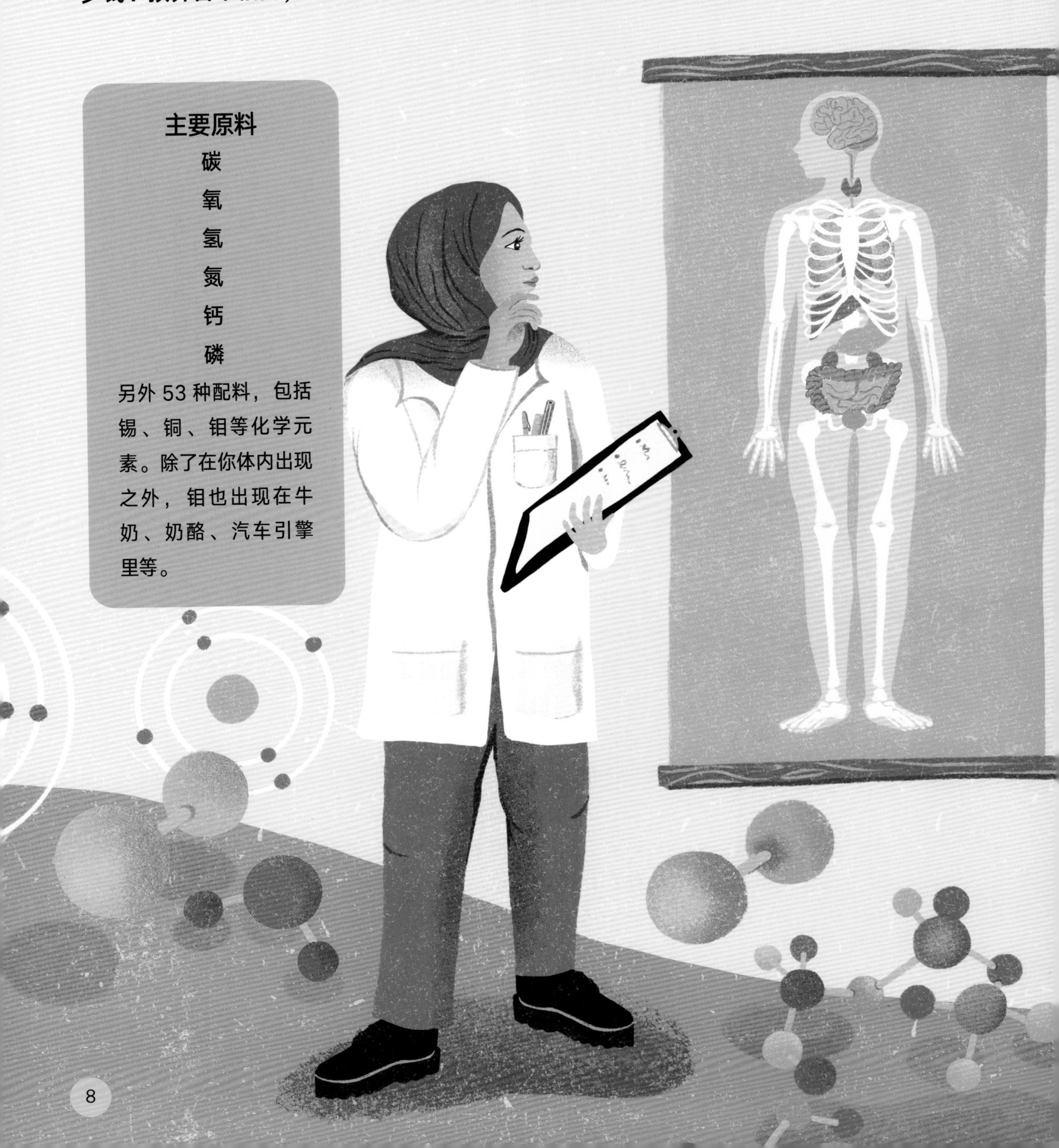

主要原料

碳

氧

氢

氮

钙

磷

另外 53 种配料，包括锡、铜、钼等化学元素。除了在你体内出现之外，钼也出现在牛奶、奶酪、汽车引擎里等。

建造方法

这有点麻烦。因为你把现在活着（或曾经活着）的所有最聪明的人召集在一起，也没法制造一个活细胞，更别说制造一个大活人了。

总共需要约 7×10^{27}（即 7 000 000 000 000 000 000 000 000 000）个原子组成你的身体。把这么多的原子放在一起，也只不过是一小堆土那么大而已。但是当它们奇迹般地聚集到一起形成你的时候，它们便制造了一个无比特殊的东西：不仅仅是人体，而且是生命本身。

原子是物质的构建模块。或许你知道水的分子式是 H_2O，表示一个水分子由两个氢原子与一个氧原子构成。你体内的原子里，氧占了大约四分之一。碳只占你身体所有原子数量的大约 12%。然而，我们被称为碳基生命，因为碳是我们体内很多至关重要的分子的基础。

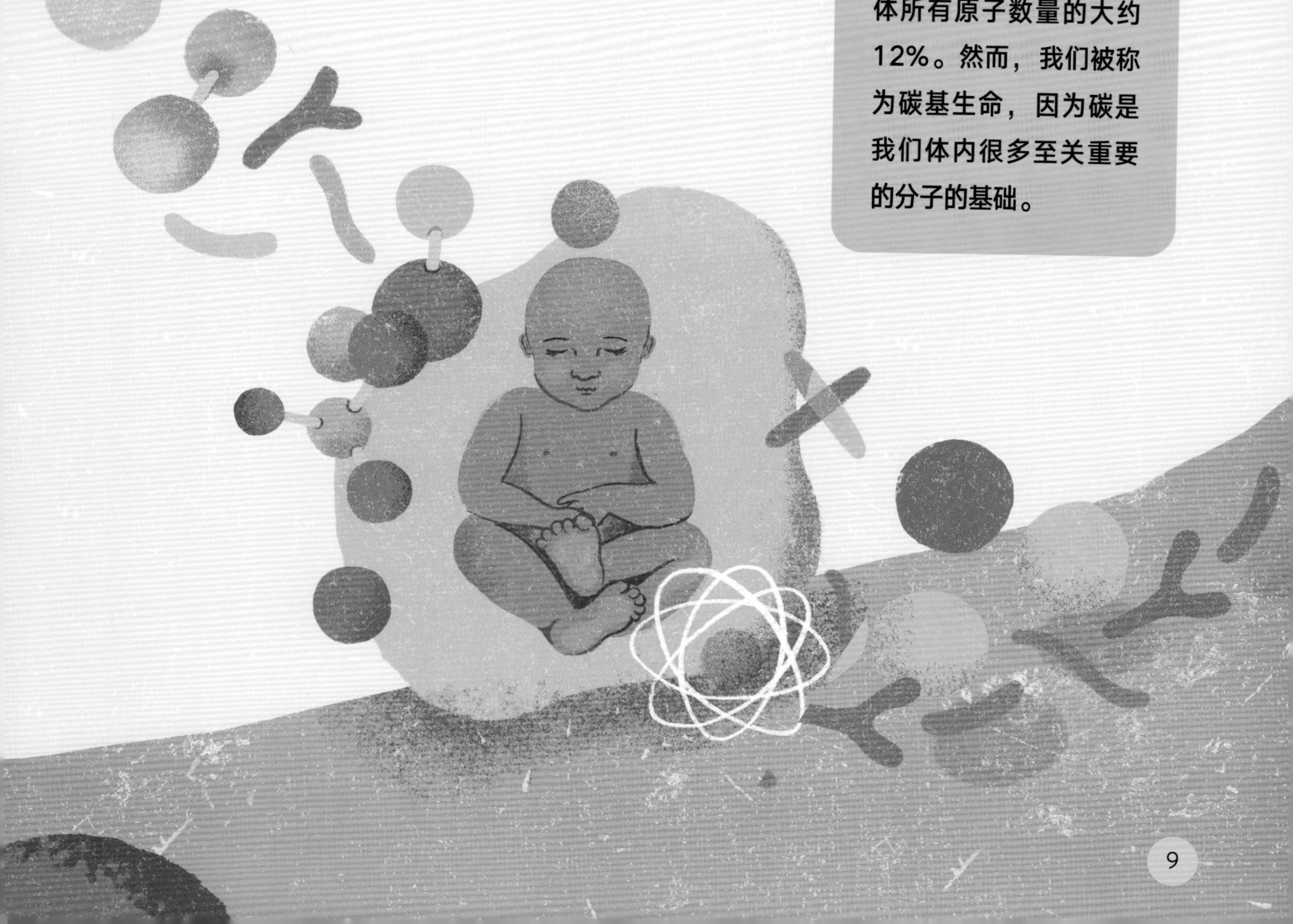

细胞：生命的基本单元

细胞是生命的基本单元。你的身体由几十万亿个细胞组成，这跟你身上原子的数量比起来微不足道，但依然是个很庞大的数目！

然而，你身上的细胞看起来并非都是一模一样的。红细胞跟脾的细胞完全不同，而它们跟你的眼睑皮肤细胞也完全不一样，这是因为它们各有各的功能。

不过，绝大多数细胞有着共同的基本元件。

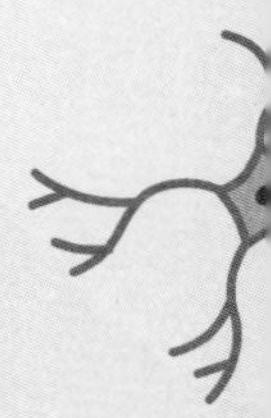

细胞核

细胞核是细胞遗传与代谢的调控中心，在细胞的遗传、代谢、分化等各项生命活动中，起控制作用。它包含着细胞的 DNA（脱氧核糖核酸的英文缩写，我们稍后就讨论 DNA 究竟是啥）。

细胞核的外面有着各种各样重要的东西……

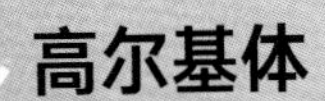

高尔基体

将蛋白质打包、标注，以便送它们到该去的地方。高尔基体被称作“细胞的邮局”。

线粒体

细胞的发动机。你知道汽车是使用汽油、柴油或电力驱动吧？那么，你的活动也需要燃料，这种燃料叫 ATP（腺苷三磷酸的英文缩写）。线粒体几乎承担着将你食物里的能量转化为 ATP 的全部工作。没有 ATP 这一燃料，细胞就会死亡。

内质网

制造细胞所需要的蛋白质，使细胞能够正常工作。

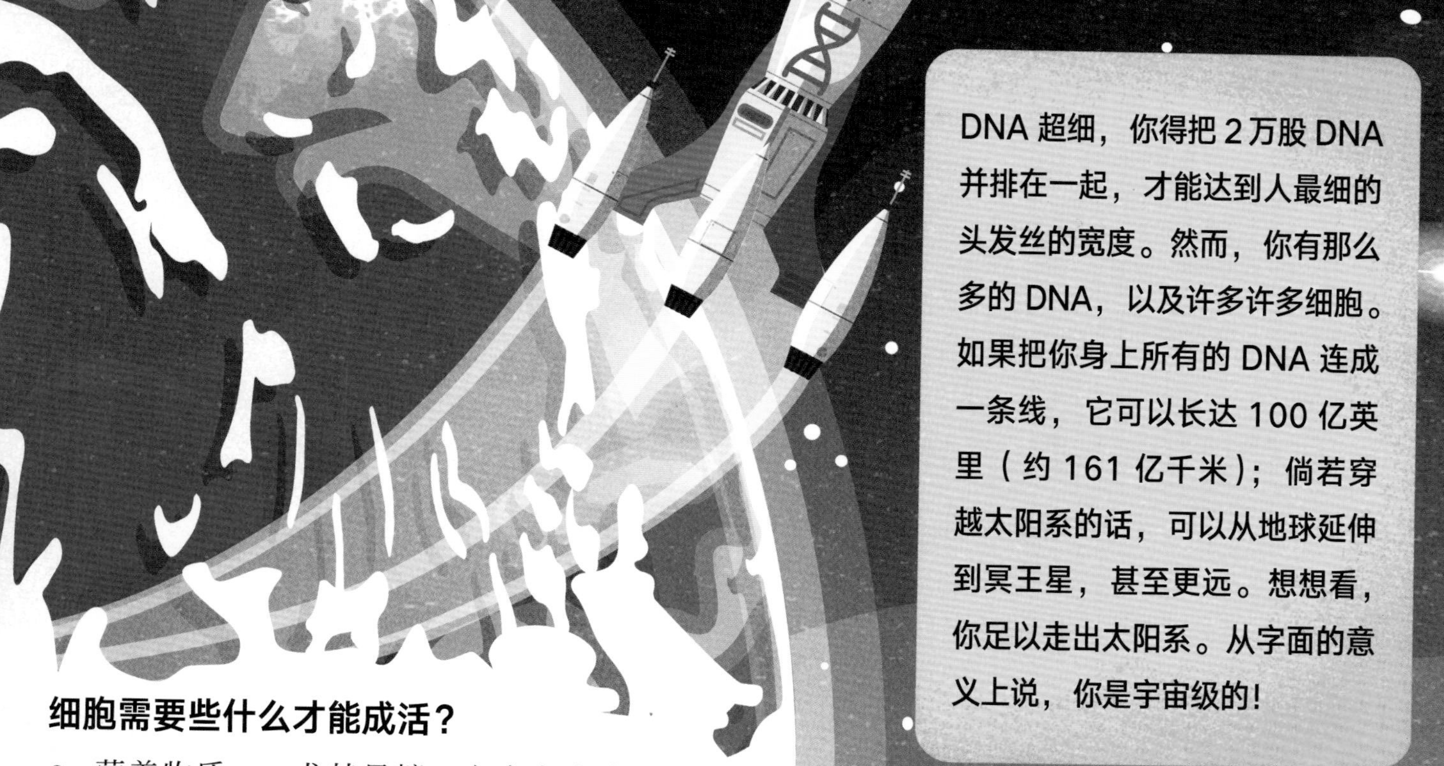

DNA 超细，你得把 2 万股 DNA 并排在一起，才能达到人最细的头发丝的宽度。然而，你有那么多的 DNA，以及许多许多细胞。如果把你身上所有的 DNA 连成一条线，它可以长达 100 亿英里（约 161 亿千米）；倘若穿越太阳系的话，可以从地球延伸到冥王星，甚至更远。想想看，你足以走出太阳系。从字面的意义上说，你是宇宙级的！

细胞需要些什么才能成活？

- 营养物质——尤其是糖，它含有合成 ATP 所需的能量。
- 氧——获取糖中的能量所必不可少的。
- 水——每个细胞都离不开水输送营养物质。

从食物中获取能量会产生废料：

- 二氧化碳——你在呼吸时会释放出去。
- 氨——通过你的肝稍加调整后，这一化合物通过小便排出体外。
- 水——你不需要的水分最终会进入血液，并通过尿、屎、汗与呼吸排出体外。

虽然你的细胞很小，但是它们组合起来能形成很大的结构。事实上，如果把你的身体拆开的话，它看起来极大：

- 一对肺，如果展开铺平的话，有网球场那么大。
- 如果把你肺部的所有气道拆开来连成一条线的话，可以从伦敦延伸到莫斯科。
- 同样，如果你身上所有的血管（静脉、动脉和毛细血管）连成一条线的话，可以环绕地球两圈半。

DNA：你的安装手册

DNA 的全称叫脱氧核糖核酸。你可以使用这个词，到你朋友面前去显摆啦。

什么是DNA？

DNA 是制造你的安装手册。你体内的大多数细胞都有两份这样的安装手册。让我们来拉近镜头，仔细观察一下吧。

双螺旋

DNA 像是一个扭曲的绳梯，两股绳子之间由一系列的横档连接起来，被称作双螺旋。

DNA 主要储藏在细胞的细胞核里面。

DNA 上有遗传效应的片段被称作基因。基因是一种密码指令，告诉细胞如何去制造特定的蛋白质。

你体内有用的东西大多是蛋白质。有些蛋白质加速你体内的化学反应，有些蛋白质跟有害的入侵者战斗，有些蛋白质则是组成你身体的几乎所有部件（包括肌肉、骨骼和脑细胞等）的原料。

不同的DNA

为什么肝细胞和毛发细胞有着相同的 DNA，看起来却十分不同呢？

因为不是所有基因都是处于“开启”状态的。跟毛发细胞相比，肝细胞里“开启”的是与毛发细胞不同类型的 DNA 片段（基因）。也就是说，这两类细胞制造不同的蛋白质。其结果就是这两类细胞看起来不一样，执行的功能也不同。

只有很少几个基因影响你的外貌，比如你眼睛的颜色、鼻子的形状等。

有用的基因在你的 DNA 中仅占大约 1%。科学家们称其余的 DNA 为“垃圾 DNA”，因为它们不知道自己该干什么。但现在科学家们了解到有些“垃圾 DNA”控制着基因的开关。这在细胞里是一项很重要的工作。

你的 DNA 是独一无二的（假如你不是同卵双胞胎，或不是被邪恶的操纵者克隆出来的）。

然而，在所有的人里，我们的 DNA 有 99.9% 是相同的，这使我们所有人几乎是一模一样的。但我的 DNA 跟你的 DNA 之间，依然有 300 万—400 万个不同之处。由于我们的 DNA 数量巨大，虽然这些有差别的 DNA 数目跟整体 DNA 数量相比，是很小的，但它们足以使我们之间产生很多差异。

你的DNA来自何处？

你身上几乎所有的细胞都含有 23 对染色体。每一对染色体中，有一条来自你的生母，另一条来自你的生父。因此，你的 DNA 是你亲生父母 DNA 的混合。但是，你还有大约 100 个你自身独特的遗传变异。这些 DNA 的遗传变异跟你亲生父母任何一方的 DNA 都对不上号——它们是只属于你的。

有些人具有异常数量的染色体。比如，患唐氏综合征的人多出一条 21 号染色体（即一般人有 2 条，他们却有 3 条）。

DNA 极其稳定，你现在所有的东西（衣服、玩具或电脑等），1 000 年以后都将不复存在，但你的 DNA 一定还会存在。令人难以置信的是，科学家们竟获取了 80 万年前人类化石上留下的遗传信息。

从受孕到出生

你的 DNA 安装手册究竟是如何编写成的？

要真想创造一个人，就需要一个来自男人的精子和一个来自女人的卵子。大约每个月一次，正值生育年龄的女人体内都会有一个卵子离开卵巢，抵达输卵管。

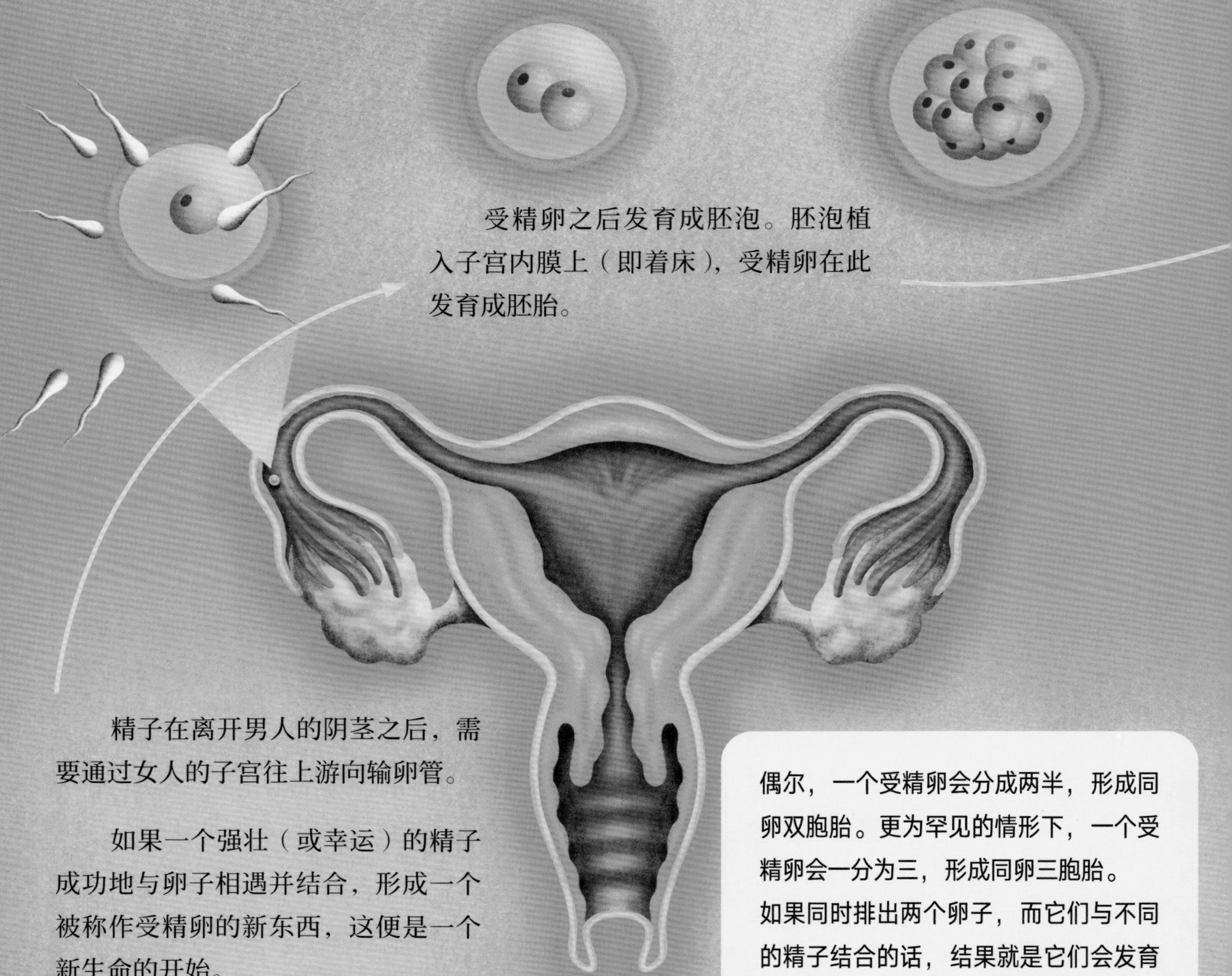

受精卵之后发育成胚泡。胚泡植入子宫内膜上（即着床），受精卵在此发育成胚胎。

精子在离开男人的阴茎之后，需要通过女人的子宫往上游向输卵管。

如果一个强壮（或幸运）的精子成功地与卵子相遇并结合，形成一个被称作受精卵的新东西，这便是一个新生命的开始。

偶尔，一个受精卵会分成两半，形成同卵双胞胎。更为罕见的情形下，一个受精卵会一分为三，形成同卵三胞胎。如果同时排出两个卵子，而它们与不同的精子结合的话，结果就是它们会发育为异卵双胞胎。异卵双胞胎 DNA 之间的差异，跟非双胞胎的其他兄弟姐妹 DNA 之间的差异，是基本相同的。

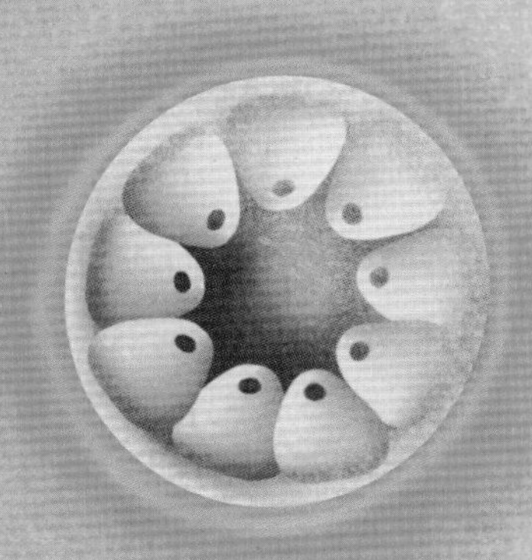

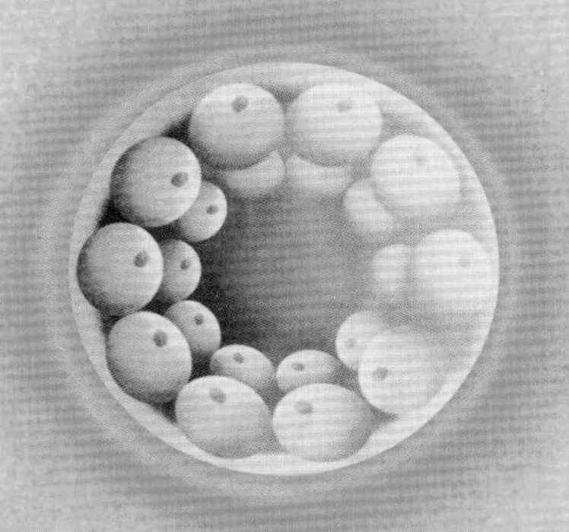

三周之后，胚胎中出现跳动的心脏。

八周之后，胚胎发育成胎儿。

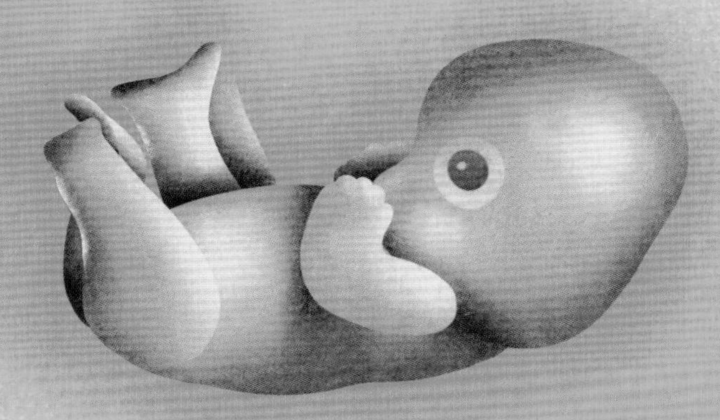

一个被称作胎盘的新器官开始形成，为发育中的胚胎提供所需要的一切物质，包括氧气和营养物质。

6 个月以后，胎儿的眼睛就能够眨动。

9 个月左右，胎儿就发育成熟了。

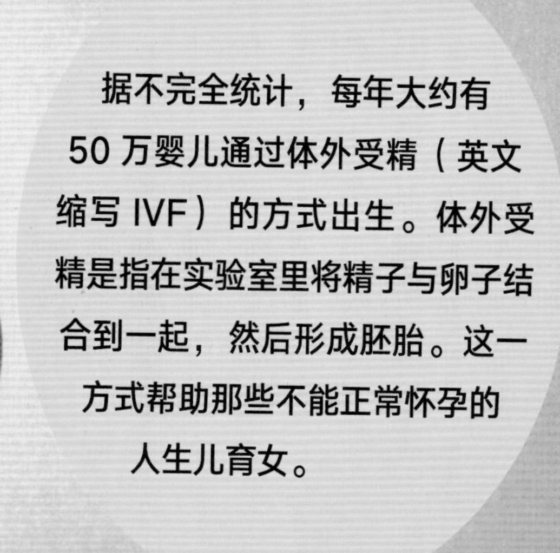

据不完全统计，每年大约有 50 万婴儿通过体外受精（英文缩写 IVF）的方式出生。体外受精是指在实验室里将精子与卵子结合到一起，然后形成胚胎。这一方式帮助那些不能正常怀孕的人生儿育女。

“招聘”：完美的骨骼

必须：

- 防止一个人摔倒：需要质地坚硬的骨骼，有时候还需要其具有柔韧性。这样的话，人体才能弯曲和扭动。
- 防止身体向内瘫软！
- 非常灵活！起身站立的时候，膝盖必须能够锁定到位；而且坐着或跪着的时候，膝盖也要能弯曲到 140 度。
- 挥动手臂的时候，依然能够跑、跳、游泳、攀爬，以及单脚侧向跳动，就像一个出了毛病的机器人那样。

还必须：

- 制造血细胞，储存矿物质，以及传播声音。

你的骨骼日复一日地干着所有上述工作，而且几十年如一日地干着。

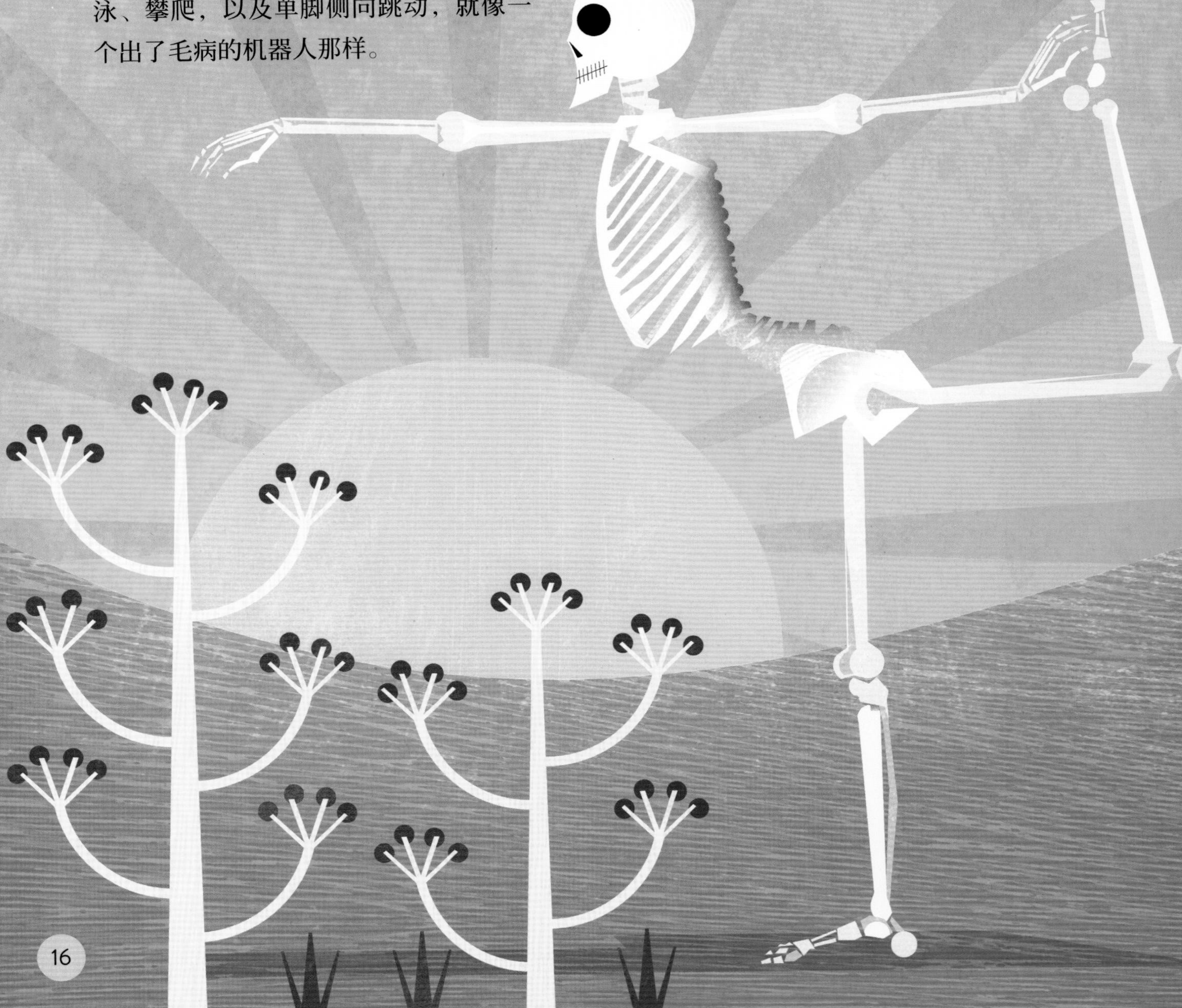

一般来说，我们身上有206块骨头，但实际数目会因人而稍微不同。比如，人体内肋骨的数量一般是12对，但是在大约每100个人中会有一个人多出一对（即第13对）肋骨。

你的骨头并不是在全身平均分布的。贪婪的手和脚占有了你全身骨头总数的一半以上。事实上，单是你的双脚就有52块骨头——约是你脊柱上骨头总数的两倍，但是并没有任何证据表明它们都必须长在脚上！这只是演化的意外而已……

按重量计，骨头比钢铁更强有力，但是骨头比钢铁容易折断。一个成人身上的骨骼总共不超过9千克，却能承受1吨重的压力。这就像一头庞大的雄性长颈鹿站在摩托车的轮胎上一样。

它们是活的！

虽然我们常常把骨骼看成像脚手架一样无活性的部件，然而它们却是活体组织。骨头是由蛋白质（主要是胶原蛋白）和矿物质（如钙）等组成的。

像肌肉一样，骨骼也随着锻炼和使用而变得粗大。然而，骨骼是你身上唯一不会因受伤而留下斑痕的组织，骨头会重新生长。如果是肌肉的话，这种事你连想都不要去想。

关节是两块或多块骨之间的间接连结装置，使骨骼能够在一定范围内活动。

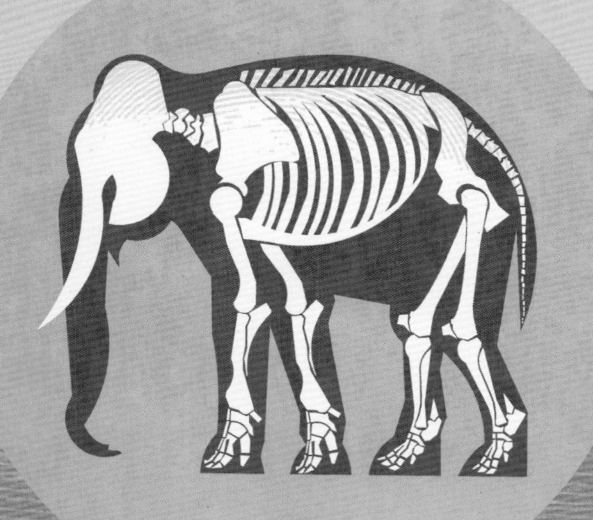

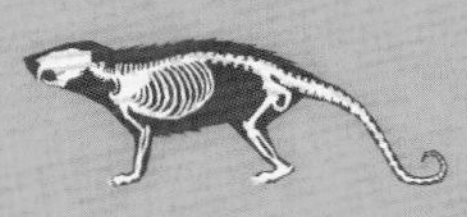

动物的块头越大，骨头也就越庞大。一头大象的身上13%是骨头，而小不点儿鼩鼱身上只有4%是骨头，人身上的骨头占8.5%。

遍布全身的肌肉

警告：如果胆子不够大，你最好先坐好了，再读以下这部分。

人手臂上的肉去了皮肤之后，看起来跟鸡或火鸡的生肉非常相像。只有当你看到了它的末端长着带有手指和指甲的手时，你才发现原来是人的肉。这样的情形，即便是想一想，你大概都会感到反胃……
我正在解剖室里，目睹医学院的学生们在这里通过……对了，通过解剖尸体学习人体结构。我的解说员是我的老朋友本·奥利维尔博士。
想一想手和手腕所能做的一切吧……在如此小的空间里装了这么多的东西，很多工作都是靠“遥控”完成的。如果你握紧拳头的话，你会感到前臂也在拉紧，那是因为手臂的肌肉在执行着大部分任务。

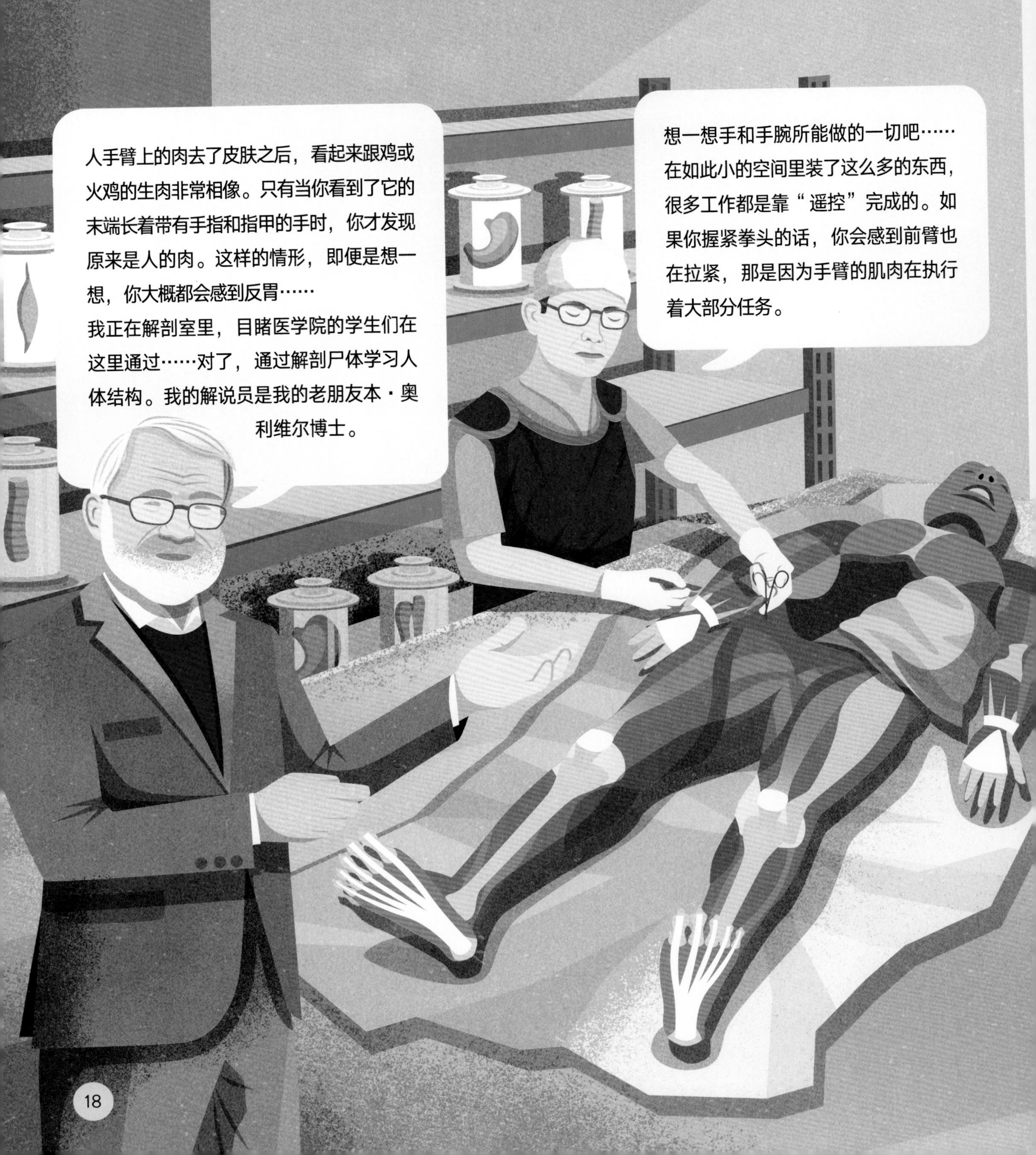

不论你个头儿大或小，你身上主要是肌肉。你身上有 600 多块肌肉，从头顶到脚趾遍布全身。它们一直在为你服务，而且无数为你服务的事，你或许压根儿就没有意识到：

- 在你的胃里搅拌食物，帮助消化。
- 噘起你的嘴唇给奶奶一个亲吻。
- 让你的肺部运动，使你能够呼吸（是的，比亲吻奶奶要稍微重要一些）。

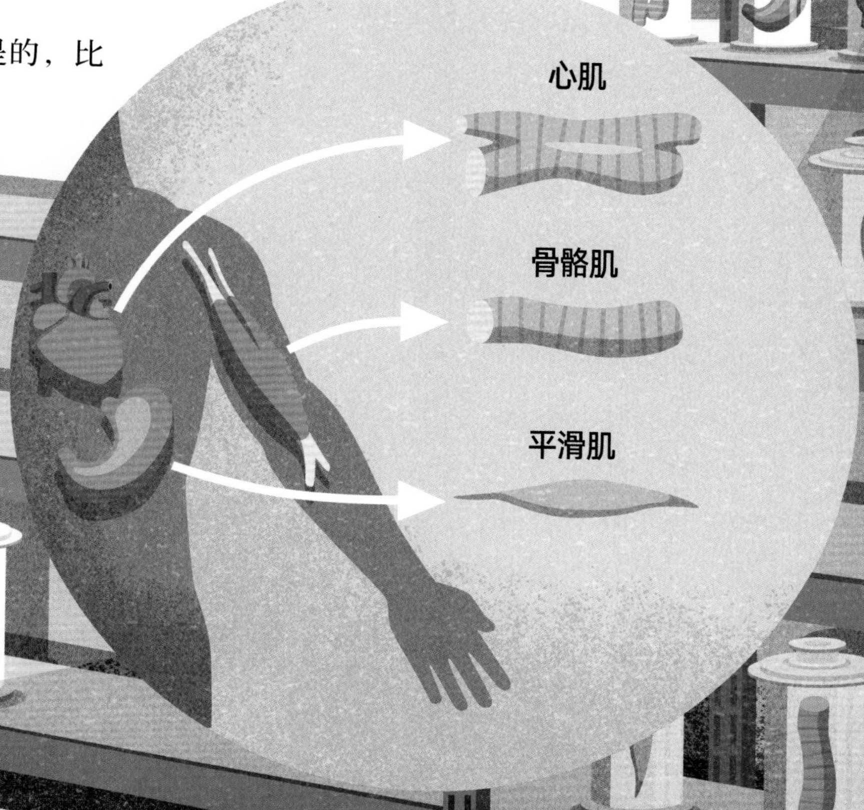

我们有三大类肌肉——位于心脏部位的心肌，肠胃和其他一些器官里的平滑肌，以及多附着于骨骼的骨骼肌。

- 你若想站立起来，需要 100 块肌肉工作。
- 阅读这些文字的时候，你需要 12 块肌肉移动你的眼睛。
- 在游戏机控制器上使用你的大拇指时，需要 10 块不同的肌肉才能完成。

肌肉都是由同样的材料组成的。千万条有弹性的纤维紧紧地捆绑在一起，不同的肌肉有不同的功能：

屈肌帮助关节弯曲——比如当你弯曲膝盖的时候。

括约肌平常处于收缩关闭状态。比如，你的胃部上方有块括约肌阻止胃里的食物回返上来（当然，当你呕吐的时候，这块括约肌就会打开）。

伸肌使关节伸展、保持挺直——比如当你伸开手臂的时候。

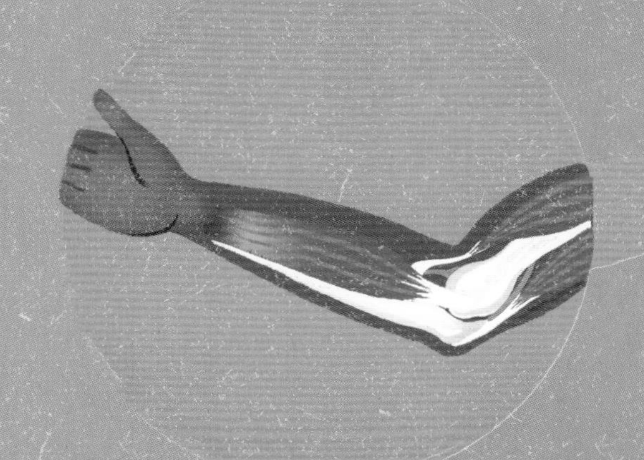

你知道你身上最大的肌肉在哪儿吗？

如果你说是臀部肌肉的话，正确！你的臀部有两大块肌肉，它们具有极为重要的功能：帮助你站立和爬楼。当你必须在学校集会时坐很长时间的时候，它们就是你的坐垫。

当你的肌肉拉伤的时候会发生什么？肌肉拉伤的时候会感觉到僵硬或疼痛，这是因为肌肉里有些有弹性的纤维被拉伤了。

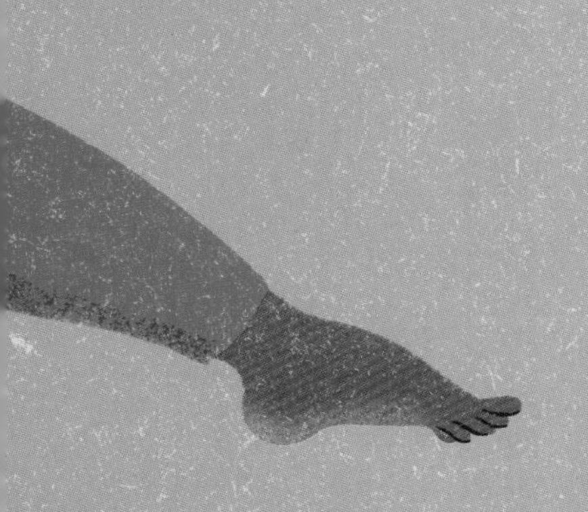

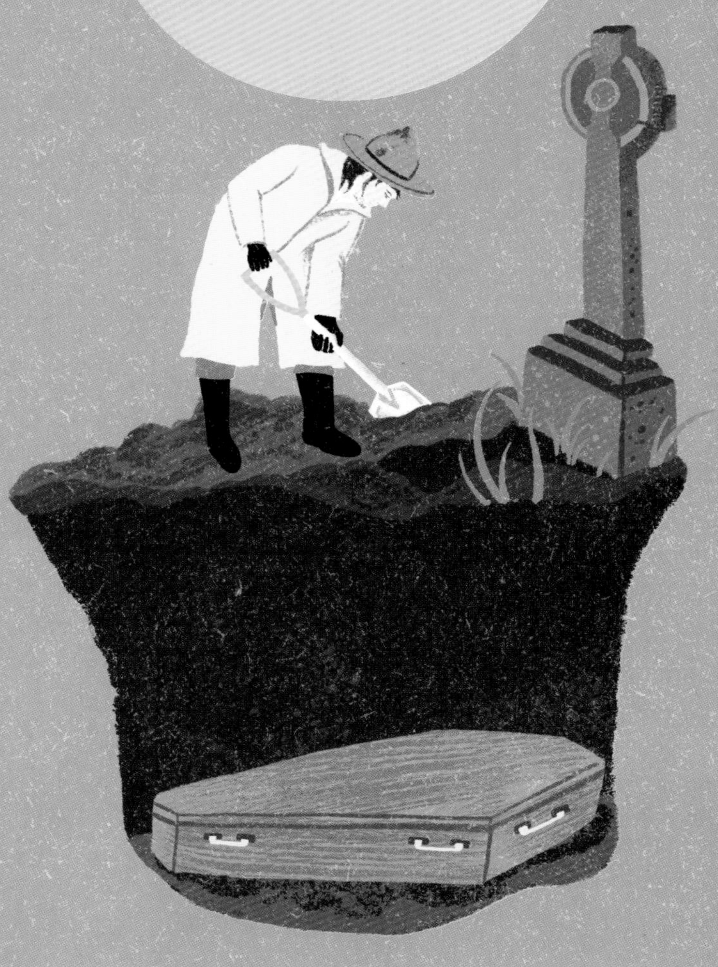

提肌抬升你的某些身体部位——比如当你睁开眼睛的时候，它抬升起你的眼睑。

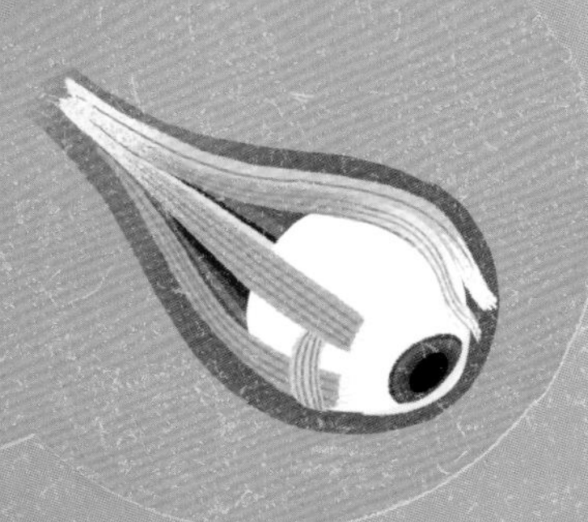

降肌压低你的某些身体部位——比如当你皱眉的时候。

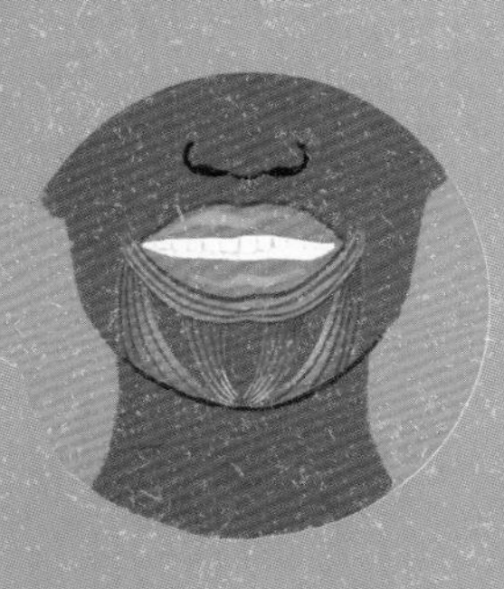

培养医生所用的解剖实验尸体通常都是死者自愿捐赠的。然而，在历史上并非总是如此的。在英国维多利亚时代（编注：1837—1901 年，即维多利亚女王统治时期），医学院学生用被处决罪犯的尸体来做解剖实验。由于罪犯的尸体供不应求，一些盗墓贼便盗窃新坟里的尸体卖钱！

你的大腿骨连接到你的……

毫无疑问，你的骨骼和肌肉是你身体至关重要的部件，但是它们需要连接在一起。否则的话，它们就会在你的皮肤下面毫无用处地滚来滚去。

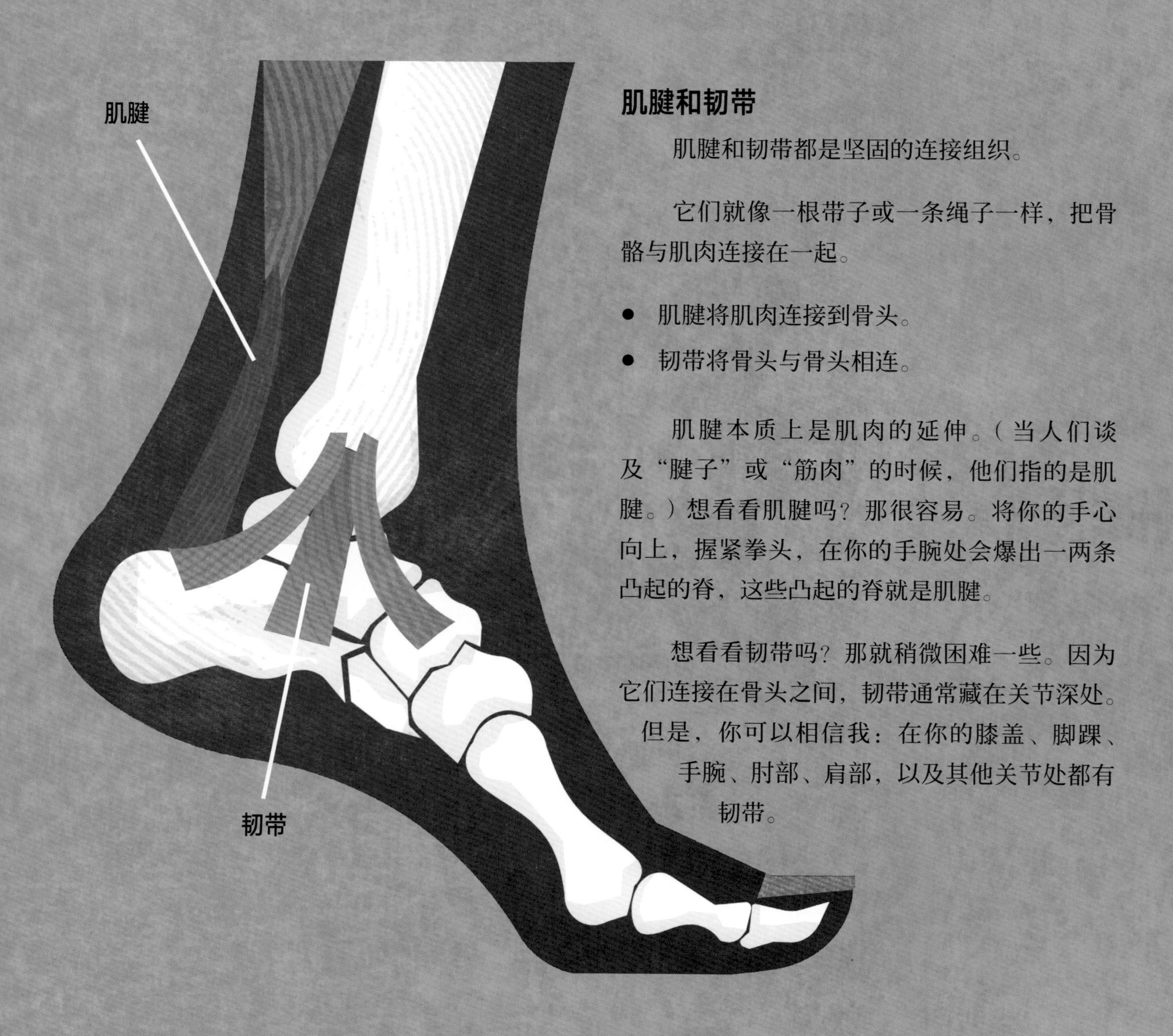

肌腱和韧带

肌腱和韧带都是坚固的连接组织。

它们就像一根带子或一条绳子一样，把骨骼与肌肉连接在一起。

- 肌腱将肌肉连接到骨头。
- 韧带将骨头与骨头相连。

肌腱本质上是肌肉的延伸。（当人们谈及“腱子”或“筋肉”的时候，他们指的是肌腱。）想看看肌腱吗？那很容易。将你的手心向上，握紧拳头，在你的手腕处会爆出一两条凸起的脊，这些凸起的脊就是肌腱。

想看看韧带吗？那就稍微困难一些。因为它们连接在骨头之间，韧带通常藏在关节深处。但是，你可以相信我：在你的膝盖、脚踝、手腕、肘部、肩部，以及其他关节处都有韧带。

肌腱非常坚韧。通常，需要很大的力才能撕裂它们。血液很少流向肌腱，这就意味着一旦它们受伤了，就很难愈合。不过，它们比软骨的血液还多一点儿。实际上，软骨是没有血液供给的，因此如果软骨受伤了，愈合的时间比肌腱还要长。

软骨

软骨也不同凡响。它比溜冰场的冰面还要光滑好几倍，而且不像冰那么脆，因而不那么容易折断。在压力之下，软骨也不像冰那样容易裂开。它们在你的身体里可以自己生长。软骨是活性物。

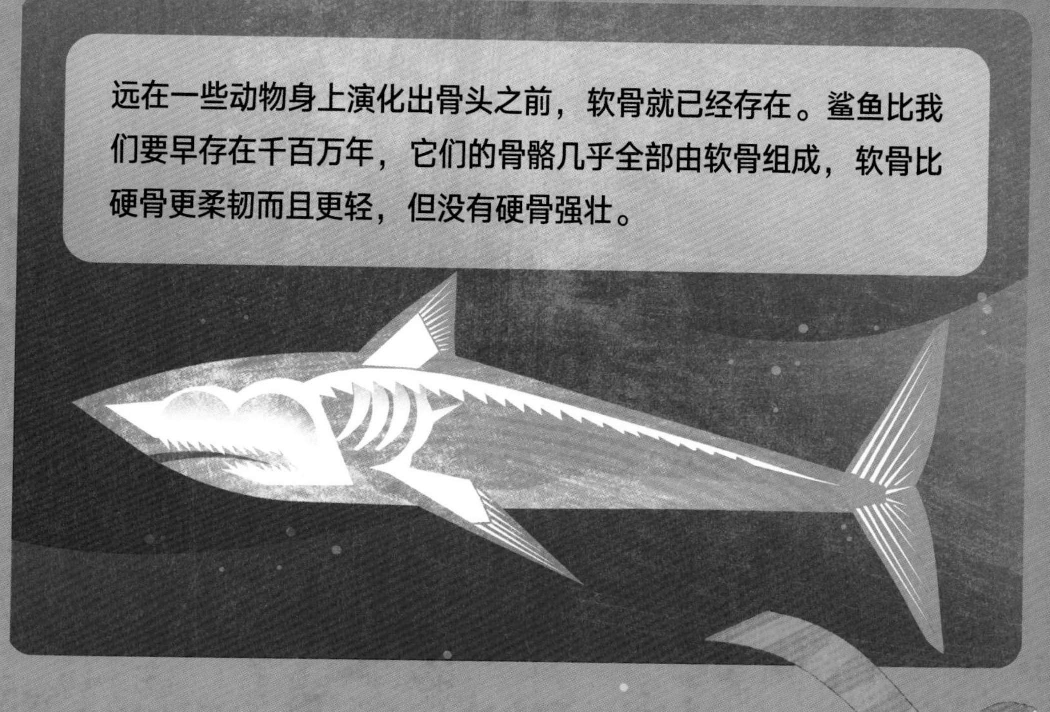

虽然你的骨骼主要是硬骨，但也有一些软骨，比如：

- 你的外耳。你可以摸摸看，里面那些发硬的东西就是软骨。
- 你的鼻头也是软骨。
- 你的气管壁。放一根指头在你脖子前面的正中间，你就能感觉到。
- 在你关节处骨头的末端。

在你的关节处，软骨使得骨头可以相互滑动，而不是彼此刮擦（刮擦的话，很快就会损伤骨头）。如果你能在软骨建成的溜冰场上溜冰的话，速度要比在冰场上快16倍。

即便是世界上最好的科学家与工程师们，也没能研制出像软骨一样的材料。

看看你的手和脚

本节里的很多东西你们在前面都已经了解了——肌肉、骨头和肌腱等——它们在一起合作，就像编排美妙的舞蹈一样。

让我们更仔细地看看手，你的每只手上有：

- 27 块骨头
- 17 块肌肉（实际上前臂上也有控制手指的肌肉）
- 123 条韧带
- 2 条主动脉（输送来自心脏的新鲜血液）
- 3 根主神经加上 45 根其他的神经（传送来自与返回大脑的信号）

手上的主神经之一是尺神经。这是当你撞到了“有趣骨头”（即肘部的尺骨端）时，会让肘部发麻的一根神经。

肌肉
神经
动脉
毫无疑问，我们的手是奇妙的创造。

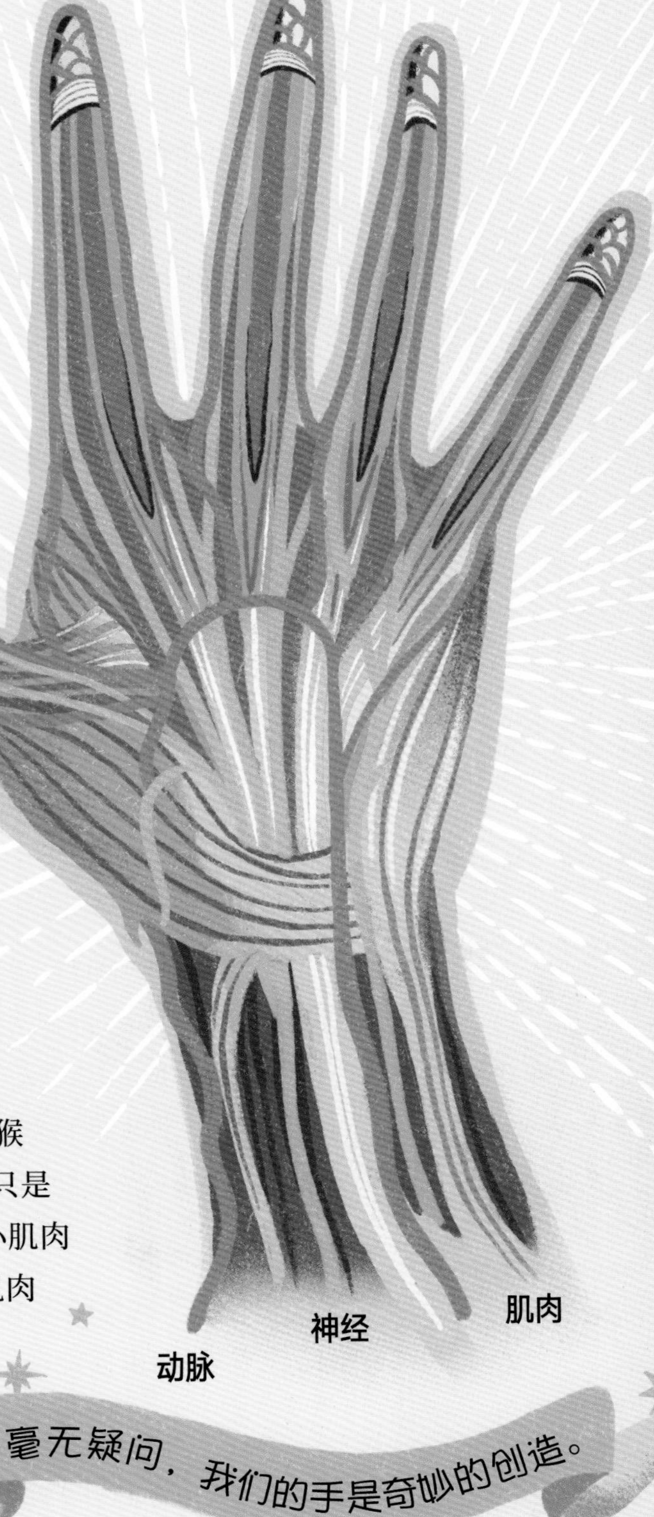

人们时常注意到人类生有对生拇指——也就是说，我们的拇指可以触碰到其他的手指，这就给了我们灵活的抓握能力。

实际上，大多数灵长类（包括人类、黑猩猩、猴子和狐猴在内的一类哺乳动物）都生有对生拇指，只是我们人类的对生拇指最为灵活。我们的拇指有三块小肌肉是其他动物所没有的，连黑猩猩也没有。这几块小肌肉使我们能更精确地抓握和使用工具。每当你画一张优美的图画，或用乐高搭建出不同凡响的东西时，你得感谢这些特殊的肌肉。

走与跑

在一生中，你将走 2 亿步。这其中的每一步，你的双脚都扮演着以下角色：

- 减震器，因此每当你的脚落地的时候，身体不会震动得太厉害。
- 阻止你摔倒的一对平台——考虑到你身体的大小，这一对平台是多么小啊。
- 推进 - 伸展器（否则的话，你实际上连腿都迈不出去）。

但我们不单是走路，我们还奔跑，这得益于我们颈部后上方的一根韧带，其他猿类（包括黑猩猩）都没有。这叫项韧带，它只有一个功能：当你奔跑的时候，保持你的脑袋稳定。

确实，我们不是速度最快的动物，跑得最快的人的时速约为 20 英里（约 32 千米），这一速度也只能是短暂的冲刺。不过我们的耐力却相当不错，很多庞大的动物不能持续跑 15 千米左右，我们却能够一直跑个不停。让一名运动员跟一头羚羊或角马在大热天长距离赛跑，运动员肯定会把它们跑趴下。

你有 8 根手指吗？或者实际上有 10 根手指，包括 2 根拇指？拇指究竟算不算手指，连医生们也没有共识，因此，这一问题的答案，你可以挑选你喜欢的任何一个。

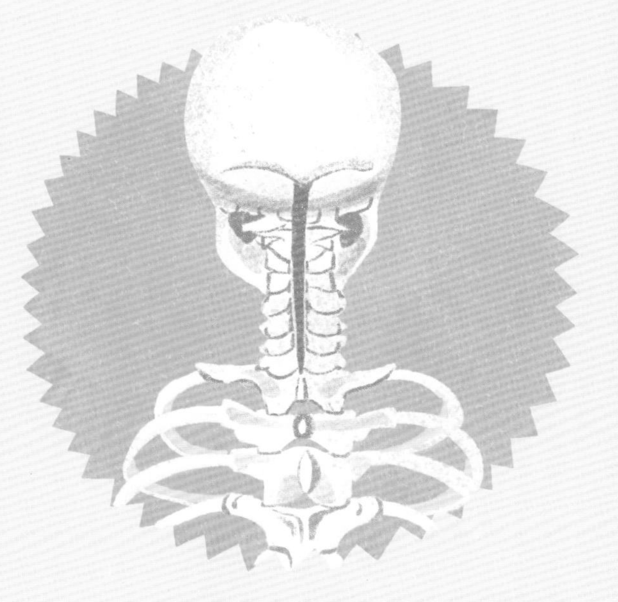

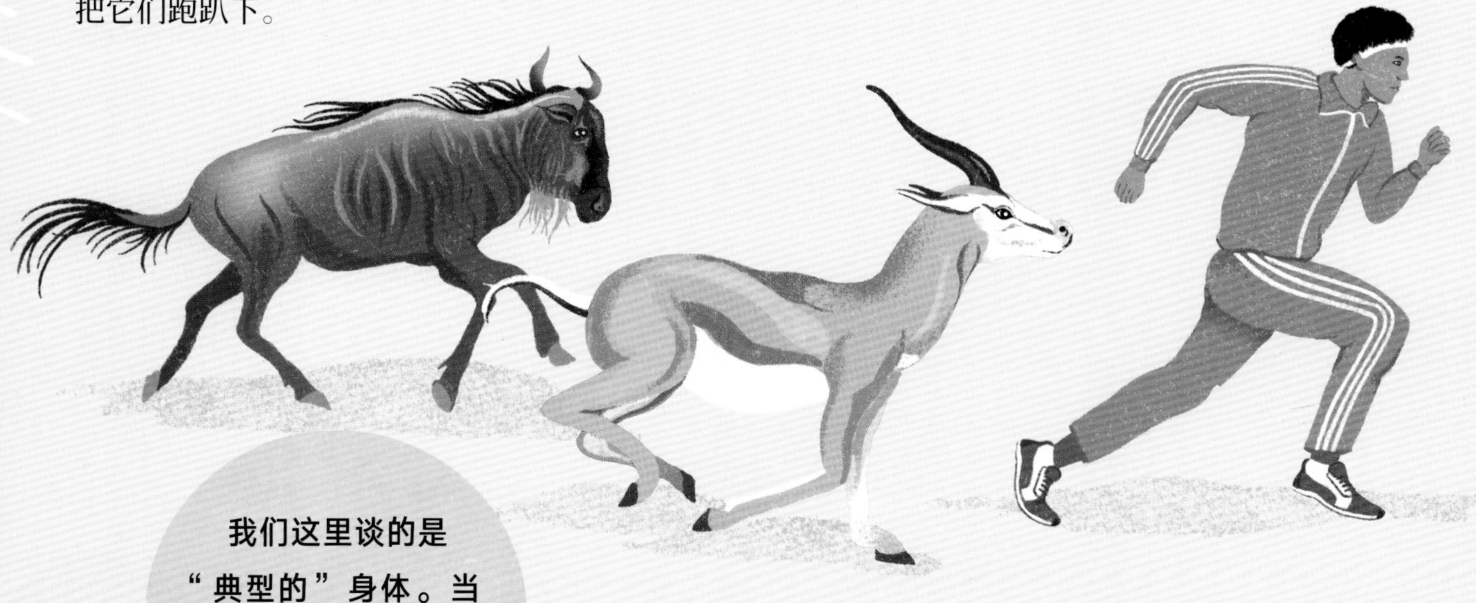

我们这里谈的是“典型的”身体。当然，很多人的运动方式是不同的。

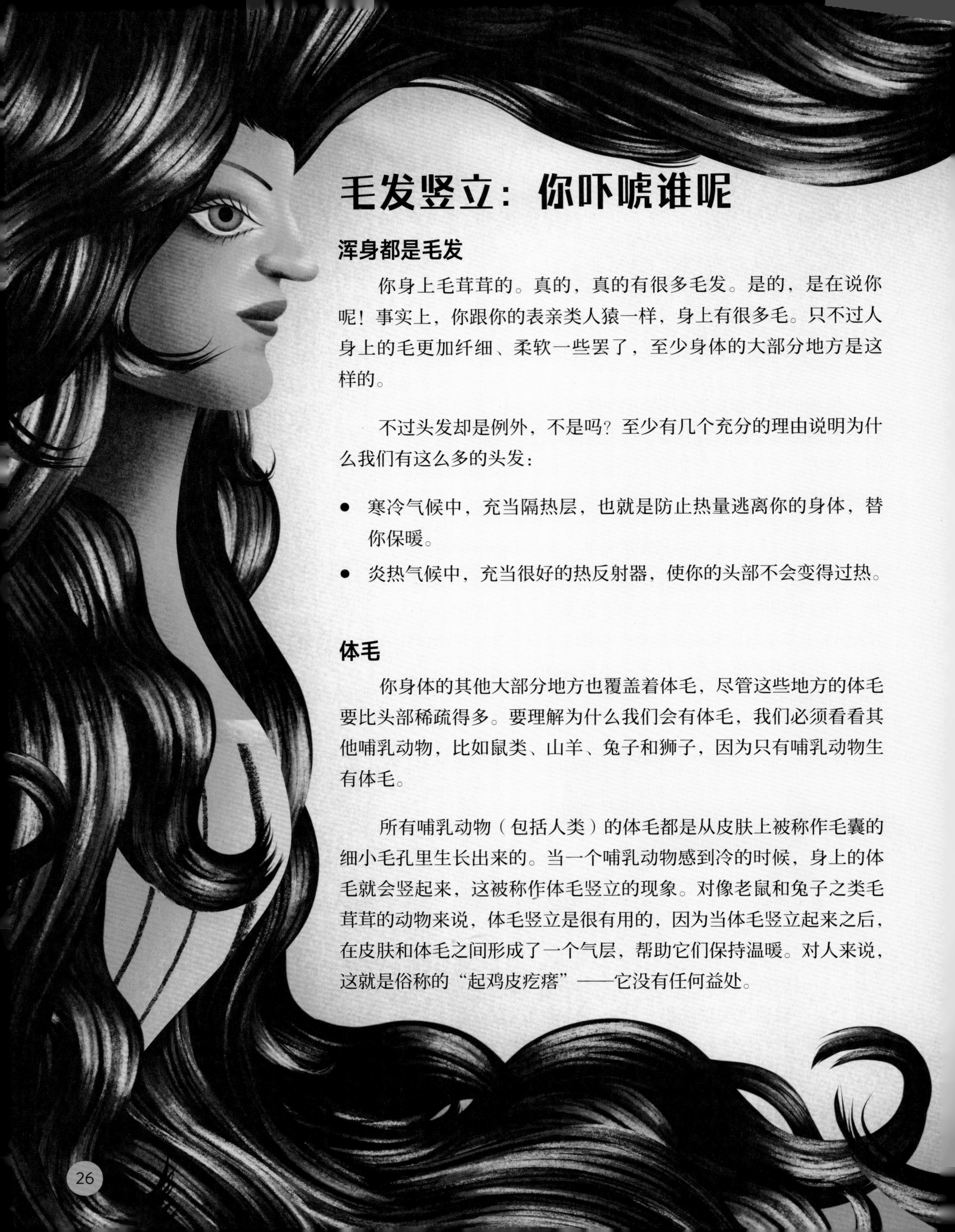

毛发竖立：你吓唬谁呢

浑身都是毛发

你身上毛茸茸的。真的，真的有很多毛发。是的，是在说你呢！事实上，你跟你的表亲类人猿一样，身上有很多毛。只不过人身上的毛更加纤细、柔软一些罢了，至少身体的大部分地方是这样的。

不过头发却是例外，不是吗？至少有几个充分的理由说明为什么我们有这么多的头发：

- 寒冷气候中，充当隔热层，也就是防止热量逃离你的身体，替你保暖。
- 炎热气候中，充当很好的热反射器，使你的头部不会变得过热。

体毛

你身体的其他大部分地方也覆盖着体毛，尽管这些地方的体毛要比头部稀疏得多。要理解为什么我们会有体毛，我们必须看看其他哺乳动物，比如鼠类、山羊、兔子和狮子，因为只有哺乳动物生有体毛。

所有哺乳动物（包括人类）的体毛都是从皮肤上被称作毛囊的细小毛孔里生长出来的。当一个哺乳动物感到冷的时候，身上的体毛就会竖起来，这被称作体毛竖立的现象。对像老鼠和兔子之类毛茸茸的动物来说，体毛竖立是很有用的，因为当体毛竖立起来之后，在皮肤和体毛之间形成了一个气层，帮助它们保持温暖。对人来说，这就是俗称的“起鸡皮疙瘩”——它没有任何益处。

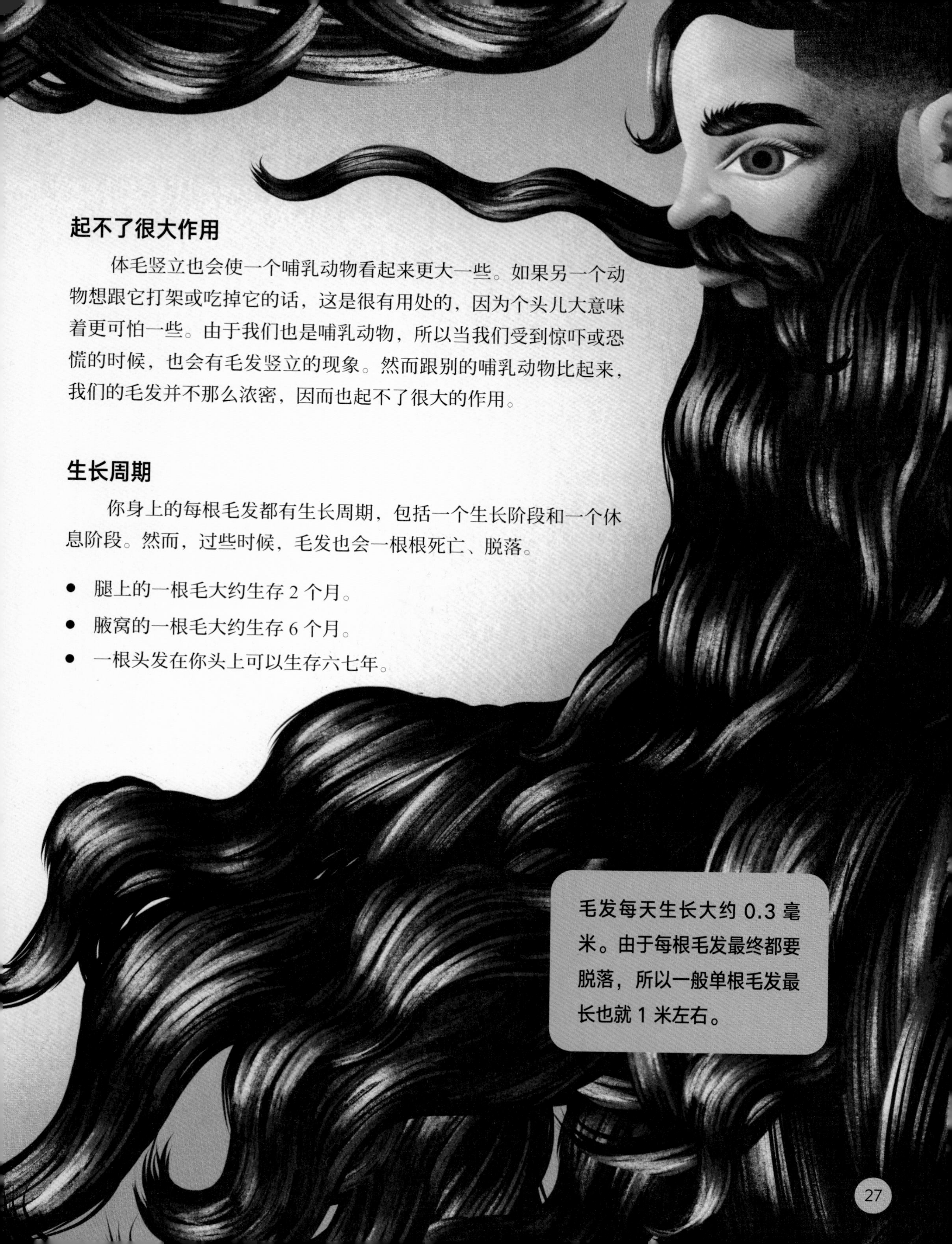

起不了很大作用

体毛竖立也会使一个哺乳动物看起来更大一些。如果另一个动物想跟它打架或吃掉它的话，这是很有用处的，因为个头儿大意味着更可怕一些。由于我们也是哺乳动物，所以当我们受到惊吓或恐慌的时候，也会有毛发竖立的现象。然而跟别的哺乳动物比起来，我们的毛发并不那么浓密，因而也起不了很大的作用。

生长周期

你身上的每根毛发都有生长周期，包括一个生长阶段和一个休息阶段。然而，过些时候，毛发也会一根根死亡、脱落。

- 腿上的一根毛大约生存 2 个月。
- 腋窝的一根毛大约生存 6 个月。
- 一根头发在你头上可以生存六七年。

毛发每天生长大约 0.3 毫米。由于每根毛发最终都要脱落，所以一般单根毛发最长也就 1 米左右。

皮肤：你身上最大的器官

你知道你身上覆盖着鳞片吗？它们实际上是皮屑，但恰当的名称是鳞屑，意思是鳞，而看起来却像灰尘。一个成年人身上每年要脱落大约 0.5 千克的鳞屑。是的，你在家中看到的灰尘绝大部分是人体的鳞屑！

别让我彻底地脱了你的皮，因为它是很不同寻常的东西。你的皮肤实际上是你身上最大的器官，它执行着各种各样的任务。它像你内部器官的膜一样，把好的东西（比如血液）装在里面，把坏的东西（比如污垢）挡在外面。它也为你保持凉爽，制造各种维生素。

尽管你的皮肤会开裂或被划破，但它绝不会停止工作——不像心脏或肾那样。想象一下，如果它失灵不再工作的话，你身上的肌肉会突然爆出你的身体，你的血液会自动地泄漏出来，并洒到地面上。

你的皮肤有一层被称作真皮的内层，以及一层被称作表皮的外层。表皮的表面——你能够看到——完全是由死细胞组成的。这些便形成了你日常活动中所脱落的“鳞片”。

保持你的身体凉爽

通过流汗，皮肤使你在过热时降温。汗液中大约 99% 是水，当水分蒸发时，液体变成气体，从你的皮肤上带走热量。

汗是由你皮肤内被称作汗腺的微小器官生成的。汗穿过细小的管道，通过被称作毛孔的小孔渗出皮肤表面。

汗液本身并没有臭味。臭味来自生活在你皮肤上的细菌，它们食入汗液之后会释放出发臭的化合物（有点像是细菌放的屁），这也就是为什么汗脚跟奶酪的气味那么相似……

到处是孔

没人知道你的皮肤上究竟有多少个孔，但可以确定的是，很多。你可能会有 200 万左右的毛囊，而出汗的毛孔数目可能是毛囊的两倍。

毛囊实际上有许多功能，除了生长毛发之外，它们还产出被称作皮脂的油脂性物质。皮脂与汗的混合物使你的皮肤既好又柔润，而且防水。但有时候毛囊会被死去的皮屑及干燥的皮脂结成的小栓塞——黑头堵住。如果堵塞的毛囊又被细菌感染，便会红肿，这时候你就有了粉刺（即青春痘）。

维生素工厂

你的皮肤并不满足于它以上所做的一切，它还制造维生素 D。维生素 D 对我们非常重要，它帮助我们生成更强的骨骼与牙齿，并增强我们的免疫力。当你的皮肤暴露在太阳光下的时候，由于太阳光含有足量的户外紫外线，皮肤便开始自动制造维生素 D。

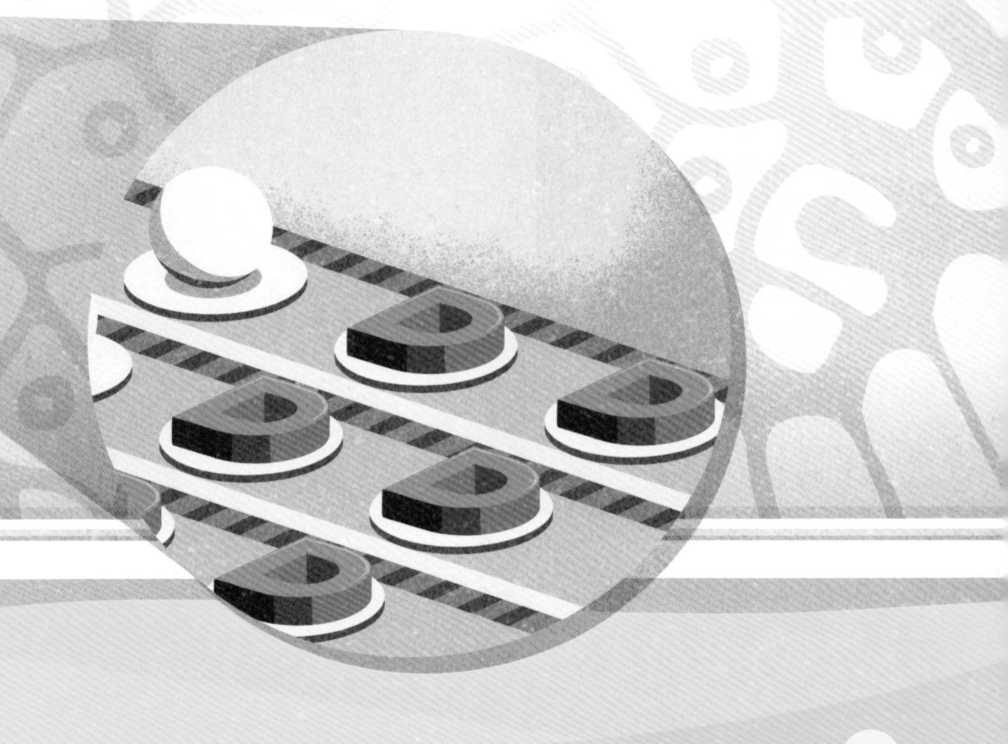

指纹技术的诞生

1902 年 10 月，法国巴黎，一个男人被谋杀，家里的一些艺术品被盗。警察接到报警后，赶到一富人区的公寓。犯罪嫌疑人并未留下什么明显的线索。幸运的是，警察请到了一位名叫阿方斯·贝蒂荣的善于破案的人。

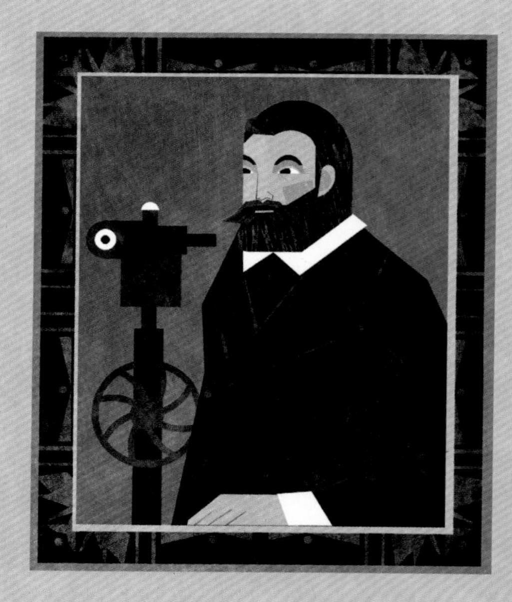

贝蒂荣亲临现场调查。在一个窗框上，他发现了一枚指纹。后来他发现这枚指纹跟他以前取自亨利-里昂·谢弗的指纹吻合。于是警察知道这就是他们要找的犯罪嫌疑人。指纹技术自此诞生，这在世界范围内引起了轰动。

实际上，贝蒂荣并非是最早意识到每个人的指纹都不一样（换句话说，我们每个人的指纹都是独特的）的人。一位名叫扬·浦肯野的捷克科学家在几十年前就发现了这一现象。事实上，中国人发现这一现象要比贝蒂荣早 1 000 多年。贝蒂荣甚至都不是利用指纹破案的第一人。早在 10 年之前，阿根廷就有人做了。然而，功劳却落到了贝蒂荣的头上！

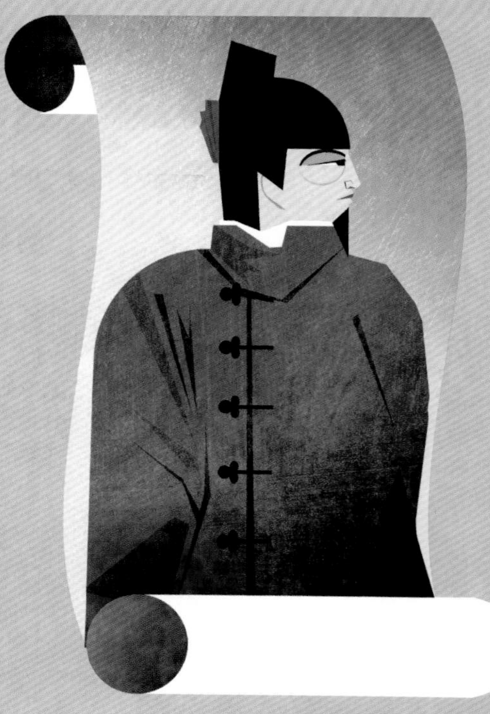

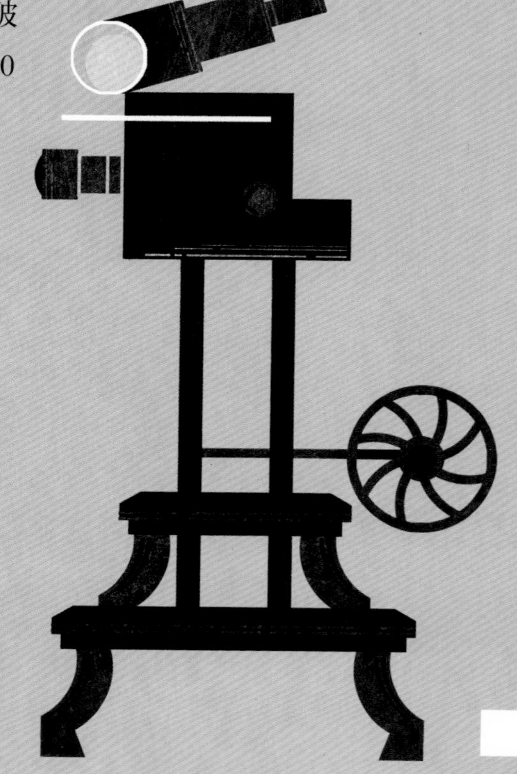

未解之谜

我们知道，每个人的指纹都是独特的。可是，人们对于指纹的认识，还有许多悬而未决的问题。

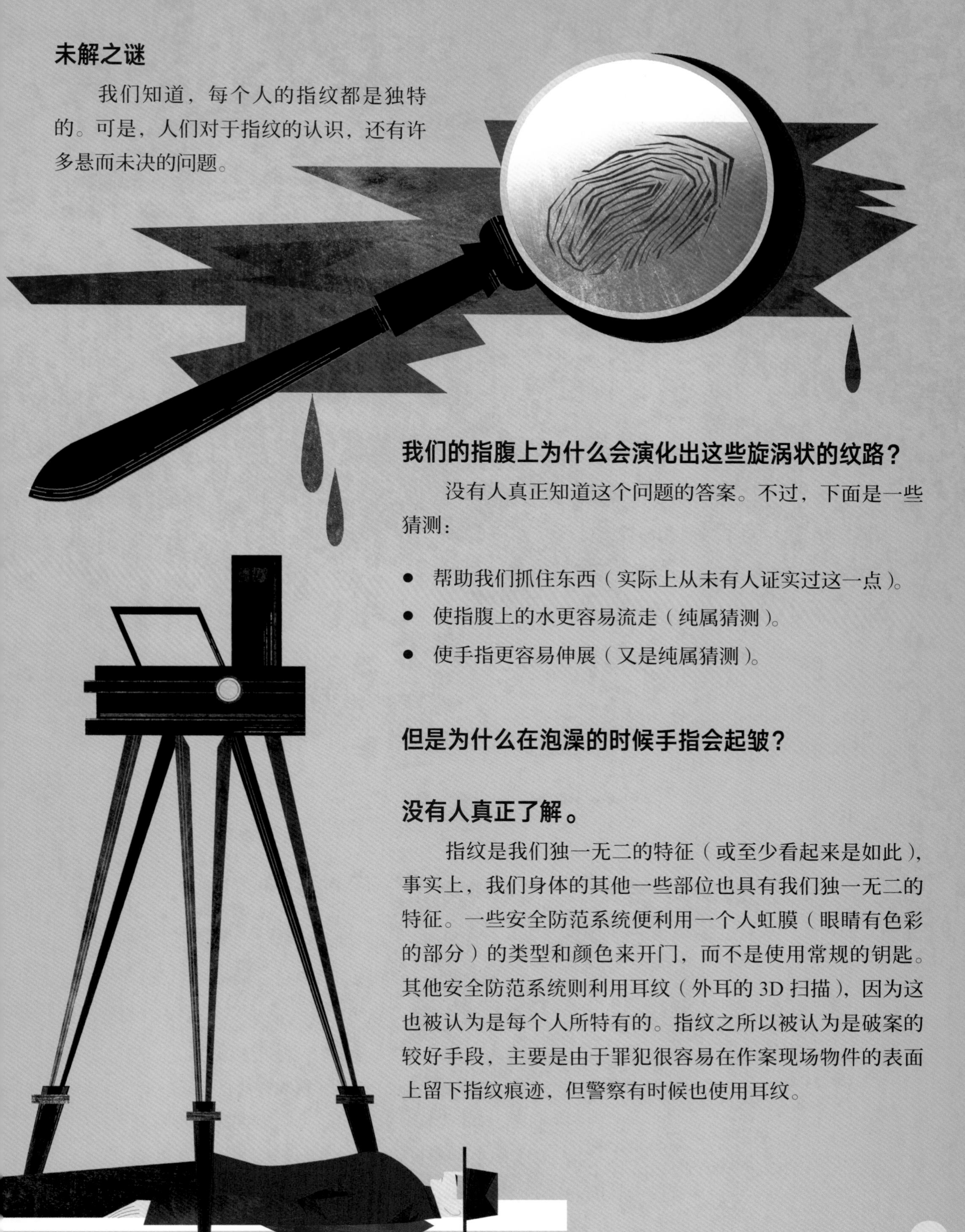

我们的指腹上为什么会演化出这些旋涡状的纹路？

没有人真正知道这个问题的答案。不过，下面是一些猜测：

- 帮助我们抓住东西（实际上从未有人证实过这一点）。
- 使指腹上的水更容易流走（纯属猜测）。
- 使手指更容易伸展（又是纯属猜测）。

但是为什么在泡澡的时候手指会起皱？

没有人真正了解。

指纹是我们独一无二的特征（或至少看起来是如此），事实上，我们身体的其他一些部位也具有我们独一无二的特征。一些安全防范系统便利用一个人虹膜（眼睛有色彩的部分）的类型和颜色来开门，而不是使用常规的钥匙。其他安全防范系统则利用耳纹（外耳的 3D 扫描），因为这也被认为是每个人所特有的。指纹之所以被认为是破案的较好手段，主要是由于罪犯很容易在作案现场物件的表面上留下指纹痕迹，但警察有时候也使用耳纹。

触觉感受器

你的皮肤或许会做许多奇怪的并可能是毫无必要的事情（比如长出指纹），但是我们不应该苛求于它，因为它是了不起的身兼数职者。如果作为保护层、冷却系统和维生素工厂还不够的话，它还是很多触觉感受器（即感觉神经末梢）的所在地。

触觉感受器对触摸会做出反应。我们身体上还有许多其他类型的感受器，它们都是具有特殊感官的细胞。比如你鼻子的嗅觉感受器察觉有气味的物质；你眼睛的感受器会被光线触发；你皮肤的损伤感受器会对划伤做出反应。所有这些感受器通过神经将信号传递到大脑。根据这些信号，大脑可以判断出你周围的世界发生了什么，然后决定该如何做出反应。

当皮肤稍微被拉伸的时候，鲁菲尼小体就会做出反应——比如，当你的手去抓握东西的时候，就会发生反应。

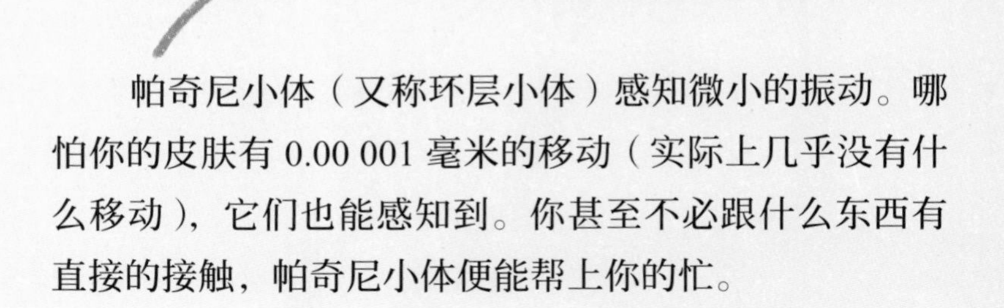

帕奇尼小体（又称环层小体）感知微小的振动。哪怕你的皮肤有 0.00 001 毫米的移动（实际上几乎没有什么移动），它们也能感知到。你甚至不必跟什么东西有直接的接触，帕奇尼小体便能帮上你的忙。

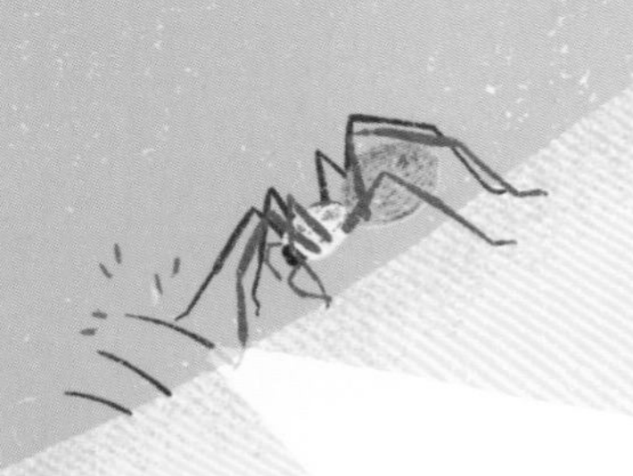

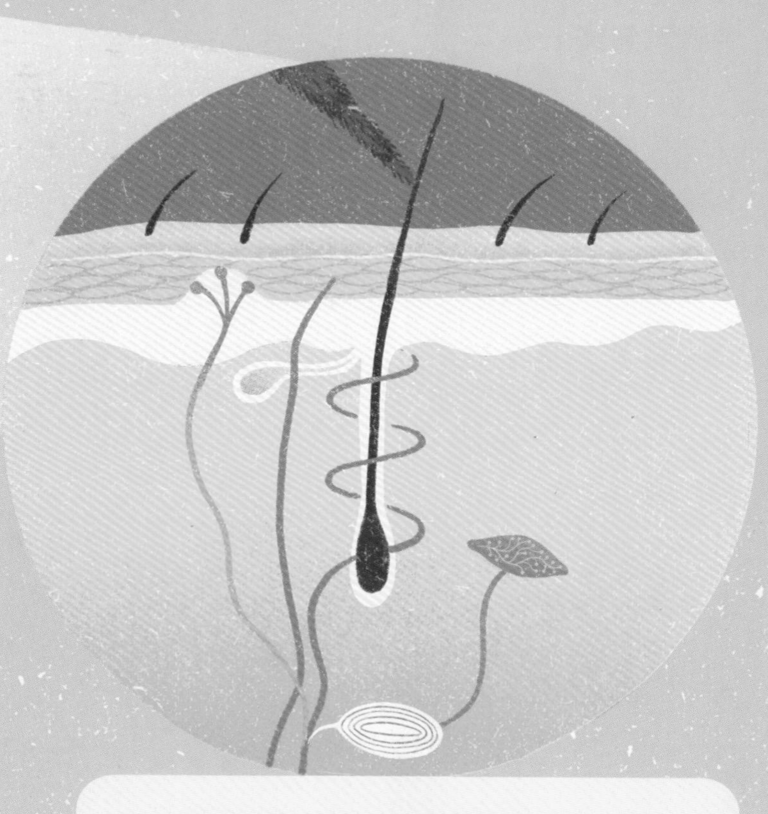

多毛和无毛的皮肤上都生有梅克尔细胞（有时又被称作梅克尔触盘），它们对轻微的碰触都会做出反应。

多毛的皮肤带有另一种触觉感受器，也就是毛发本身！当毛发被折弯时——或许是被微风吹拂所致，或许是由于一只蜘蛛爬过你的皮肤——发根处的神经末梢就会被激发，并立即向大脑报告有东西在扰动它。

你的指尖（以及你身体上其他无毛的地方）富集迈斯纳小体（即触觉小体）。如果你闭上眼睛，用手指异常轻微地滑过塑料、干燥后硬化的水泥或是丝绸的表面，这些小体能辨别出它们分别是什么。

细菌：肚脐眼生物多样性课题

还记得我跟你说过你的身上布满死去的细胞吗？不过，这层死细胞上确实充满着细菌……

你皮肤上每平方厘米的地方大约有 10 万个细菌；而且，它们并不是完全相同的。科学家们估计，绝大多数人的皮肤上约有 200 种不同的细菌。但是，你身上的 200 种跟我身上的 200 种，可能大不相同。

正如你有自己喜欢去的地方，细菌也是一样。你身上湿润、温暖、皱巴巴的肚脐眼相当于细菌的公园。这也就是为什么一个科学家团队将其研究课题取了上述那个名字。

肚脐眼生物多样性课题

这一科学家团队随机选择了 60 个美国人，检查了他们肚脐眼上的细菌。结果如何？

- 该团队发现了 2 368 种细菌，其中 1 458 种是过去未曾发现过的新种类。
- 每个人肚脐眼上细菌的种类从 29 到 107 不等。其中一个志愿者的肚脐眼上甚至发现了一种此前在日本境外从未被发现过的微生物，而他却从未去过日本。

了解到这些，你下次再洗淋浴的时候，把你的肚脐眼好好地洗干净，是不是个好主意？先别急！一项研究显示，在你洗完淋浴或盆浴之后，你身上沾染细菌的地方反而会增多，因为原来藏在你身上所有隐匿处的细菌都被冲出来了。

不过，好好地洗手（用水和肥皂洗上至少 1 分钟）肯定是有益的。这样或许能把你手上的有害细菌冲洗掉，免得它们进入你的体内，比如当你吃苹果的时候，或者当你挖鼻孔的时候（但我知道你在梦中也绝不会这么做的……），这种情况就有可能发生。

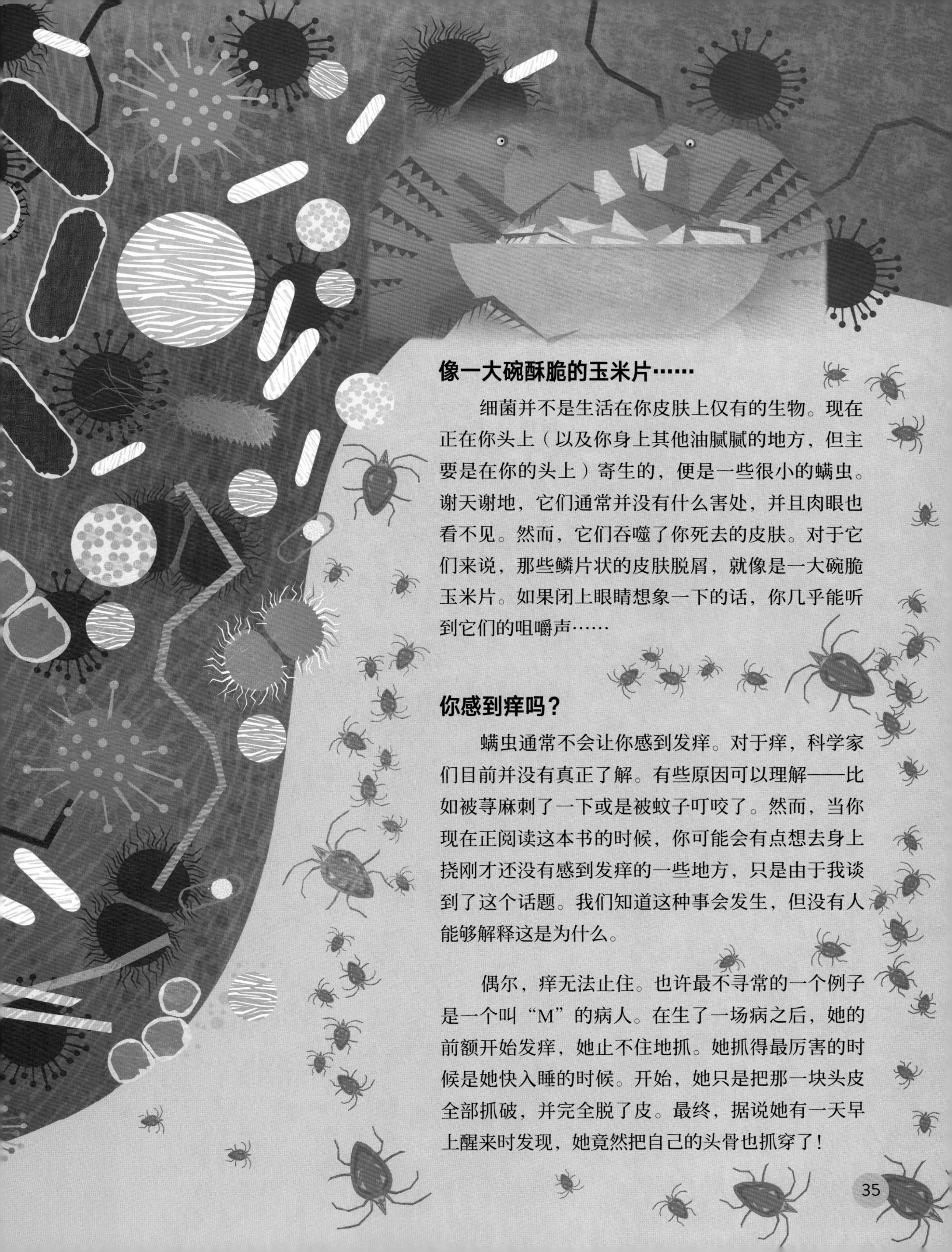

像一大碗酥脆的玉米片……

细菌并不是生活在你皮肤上仅有的生物。现在正在你头上（以及你身上其他油腻腻的地方，但主要是在你的头上）寄生的，便是一些很小的螨虫。谢天谢地，它们通常并没有什么害处，并且肉眼也看不见。然而，它们吞噬了你死去的皮肤。对于它们来说，那些鳞片状的皮肤脱屑，就像是一大碗脆玉米片。如果闭上眼睛想象一下的话，你几乎能听到它们的咀嚼声……

你感到痒吗？

螨虫通常不会让你感到发痒。对于痒，科学家们目前并没有真正了解。有些原因可以理解——比如被荨麻刺了一下或是被蚊子叮咬了。然而，当你现在正阅读这本书的时候，你可能会有点想去身上挠刚才还没有感到发痒的一些地方，只是由于我谈到了这个话题。我们知道这种事会发生，但没有人能够解释这是为什么。

偶尔，痒无法止住。也许最不寻常的一个例子是一个叫“M”的病人。在生了一场病之后，她的前额开始发痒，她止不住地抓。她抓得最厉害的时候是她快入睡的时候。开始，她只是把那一块头皮全部抓破，并完全脱了皮。最终，据说她有一天早上醒来时发现，她竟然把自己的头骨也抓穿了！

你体内的生命

如果一想到细菌生活在你身上，你略感不适的话，那么，我得告诉你：它们还生活在你的体内。你体内有数万亿的细菌，总重量相当于你大脑的重量。但请不要恐慌，因为如果没有它们的话，你会死的。

下面是细菌如何有助于你的几个例子：

- 晚餐时一盘营养可口的鱼肉和蔬菜，如果没有生活在你肠道中的细菌帮助将其转化为维生素 B 和维生素 K 等东西的话，它们对你来说也就不会那么有营养了。
- 你在那个很棒的烂泥地公园玩耍，如果不是生活在你体内的有益细菌使你在玩耍时招来的有害细菌受到控制的话，那个公园也就不那么棒啦。

地球上充满着微生物。由于它们是非常微小的生物，你需要使用显微镜才能看到。这一类群包括病毒和真菌（我们稍后再讨论它们）等。

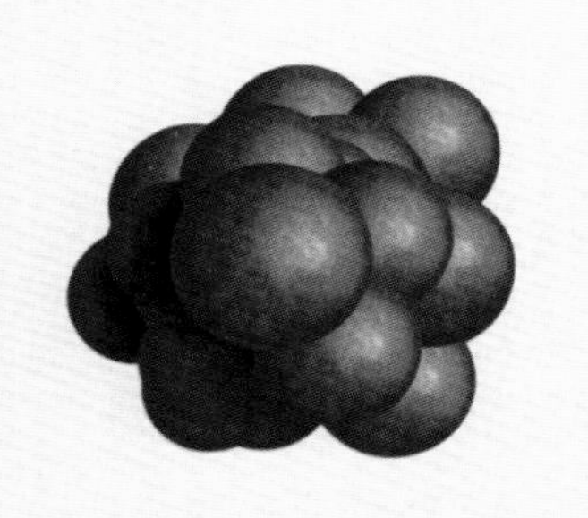

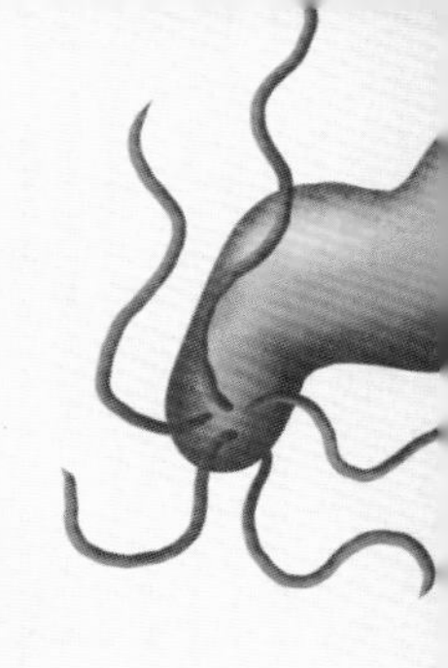

如果你把地球上所有的微生物放在一堆，把所有动物放在另一堆的话，微生物这堆要比动物那一堆大 25 倍。对于生活在我们体内的微生物，我们所知甚少。但是我可以告诉你，大约有 4 万种不同的微生物生活在你的体内。

- 鼻腔里：900 种
- 脸颊里面：800 种
- 牙龈上面：1 300 种
- 从口腔到肛门之间的通道：36 000 种

“好”细菌（比如，帮助你消化食物）喜欢你吃很多的新鲜水果和蔬菜。如果你吃很多甜食、油腻的东西，“坏”细菌（会使你生病的）更有可能占据上风。

有时候，你肠道里用于治疗感染的抗生素会杀死太多的“好”细菌。这会打破“好”和“坏”细菌之间的平衡，从而有利于“坏”细菌，造成腹泻（即拉稀）和令人疼痛的肌肉痉挛，但医生们正想办法改善这一情况：

- 他们从健康人（志愿捐献者）那里获得富含“好”细菌的大便。
- 医生用一个小的柔性管把健康人的粪便插入病人的直肠，并向上进入大肠。这样的话，健康人粪便里的“好”细菌就在病人的肠道里安了家……原有的“好”“坏”细菌间的平衡便重新恢复了。（像前面在解剖室里的情景一样，目睹这一幕也可能引起你的不适！）

婴儿到了 1 岁的时候，身上已积累了大约 100 万亿个微生物。

非凡的大脑

你即使走遍世界的每一个地方，也很可能找不到比大脑更神奇、更复杂的东西了。

像奇迹一般存在的大脑看起来并不那么起眼：

- 它重约 1.5 千克，像果冻一样软软的、黏糊糊的。
- 它的组成 75%—80% 是水，余下的主要是脂肪和蛋白质。
- 它并没有非常明显的功能——没有脉动，也没有闪光或波动起伏或汩汩作响，抑或其他任何非凡之处。

然而……

你的大脑创造了你的整个美妙惊人的世界——你所感觉到的、触摸到的，以及认识到的一切东西。即便你静静地坐在那里，啥都不干，你的大脑在 30 秒之内所处理的信息，比巨大的哈勃空间望远镜 30 年获得的还要多！

你大脑里像一粒沙子大小的一块脑组织，能够储存大约 2 000 万亿字节的信息。这相当于所有拍过的电影信息总和（包括每部电影的预告片，以及正片最后的演职员列表的全部镜头）。

人的大脑总共能够储存大约 200 000 000 万亿字节（编注：也有资料显示是大约 2 500 万亿字节）的信息，这相当于目前世界上现存所有数码资料的总和。如果大脑不是宇宙中最非凡的东西，我不知道什么东西才算是。

你的大脑还高效得令人难以置信。它一天只需要400千卡（约1674千焦）的热量——大约是一个蓝莓松饼的热量含量。试试用一个松饼的热量去驱动游戏机，看看你能玩多久。然而，不像你身体的其他部分，大脑是稳步地燃烧着400千卡的热量，不管你在做什么——是在做数学作业难题，还是看电视。

然而相对于你的大脑拥有的所有令人难以置信的力量来说，它本身并没有什么独特的东西。你大脑的建筑模块跟狗的大脑甚或仓鼠的大脑，基本上是相同的。

让我们来看看你大脑的建筑模块吧……

- 神经元。这一特殊的脑细胞又细又长，而不像身体的其他细胞那样圆而小，具体样子，你可以想一想带有枝和根的树的形状。在神经元里：

神经元不只发现在脑部，它们也是整个神经系统的基本建筑模块。你的大脑利用神经系统的其余部分，向身体的其他部分发出指令，让它们完成某些任务，并把各种讯息传递回来。像“手——把饼干送入嘴里”这一指令，如果没有脑外的很多神经元的话，就无法送达。同时，如果没有信号从你身体的其他部位传回大脑，你的大脑也无从知道你是成功地吃到了那块饼干，还是不小心让它掉到了地上。

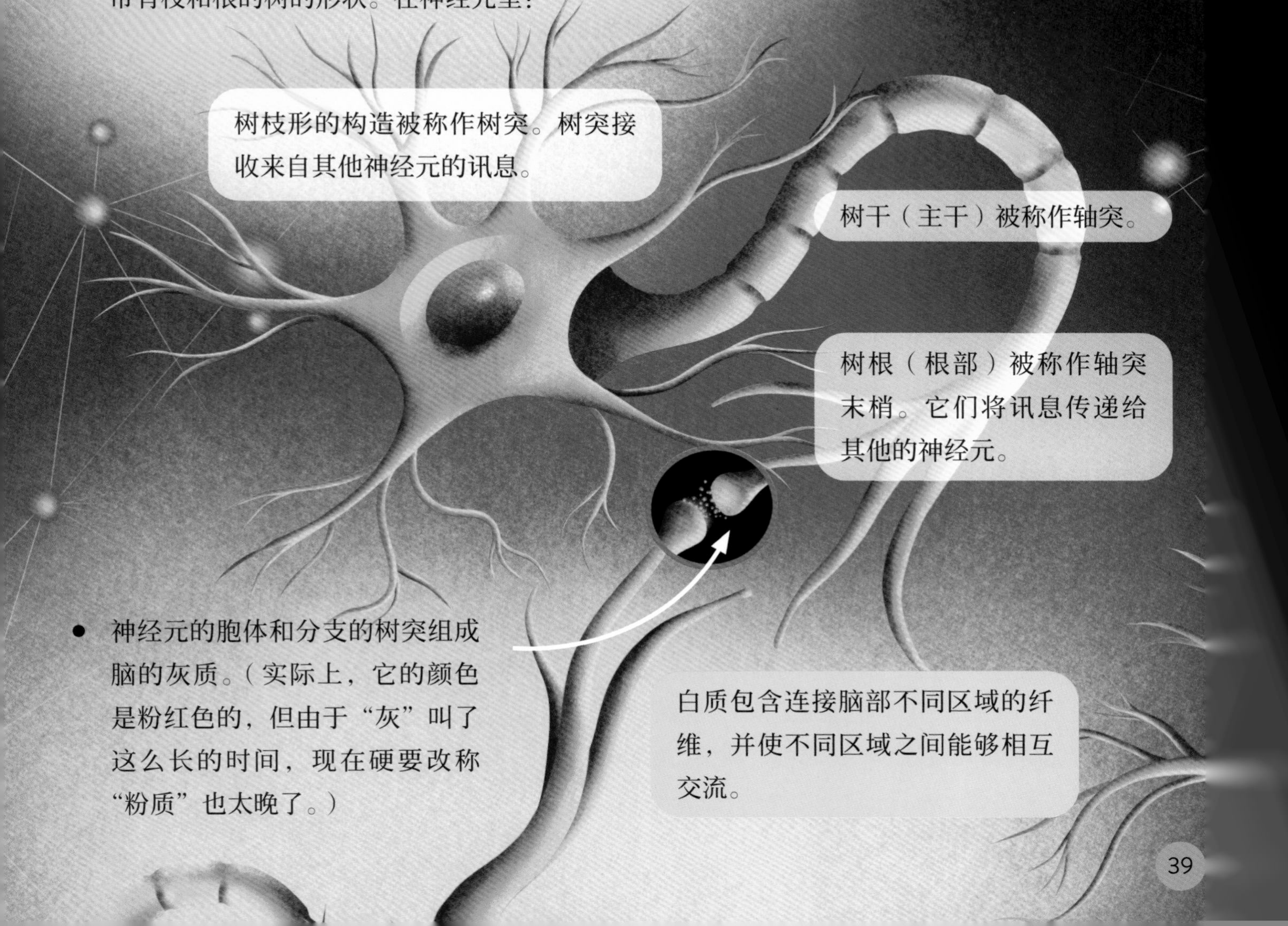

树枝形的构造被称作树突。树突接收来自其他神经元的讯息。

树干（主干）被称作轴突。

树根（根部）被称作轴突末梢。它们将讯息传递给其他的神经元。

- 神经元的胞体和分支的树突组成脑的灰质。（实际上，它的颜色是粉红色的，但由于“灰”叫了这么长的时间，现在硬要改称“粉质”也太晚了。）

白质包含连接脑部不同区域的纤维，并使不同区域之间能够相互交流。

脑的各个部位

你的脑或许看起来像一团表面发皱的豆腐，可实际上，它比其外观要复杂得多。

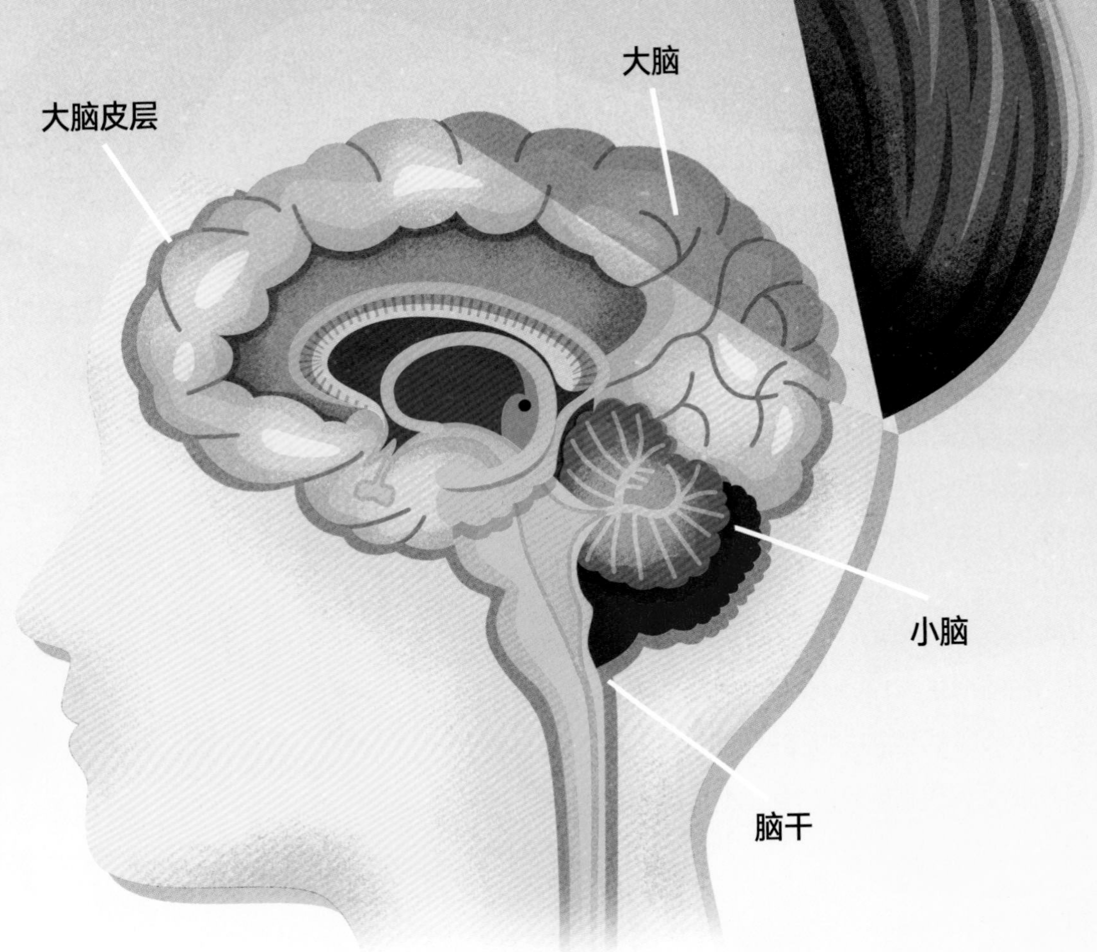

大脑是我们想象“大脑”时，通常所认为的那么一大块东西。它分成两块：左、右两个半球。它们之间的连接是交叉的，因此，实际上左半球控制身体的右侧，而右半球则控制身体的左侧。

大脑表面平均约 2.5 毫米厚的皱纹层被称作大脑皮层。大脑所有难对付的工作——我们所谓的“更高级的信息处理”：思维，观察，学习——都发生在这一层。

小脑处理身体平衡和复杂的运动。如果你做过一个侧手翻或是完成一个漂亮的进球（哪怕并不那么漂亮），你得感谢你的小脑。

从进化角度说，脑干是脑部最先进化出的一块元件，没有它的话，你还真不行。它掌管着你的呼吸、咀嚼、心率、咳嗽、吞咽、呕吐等等。

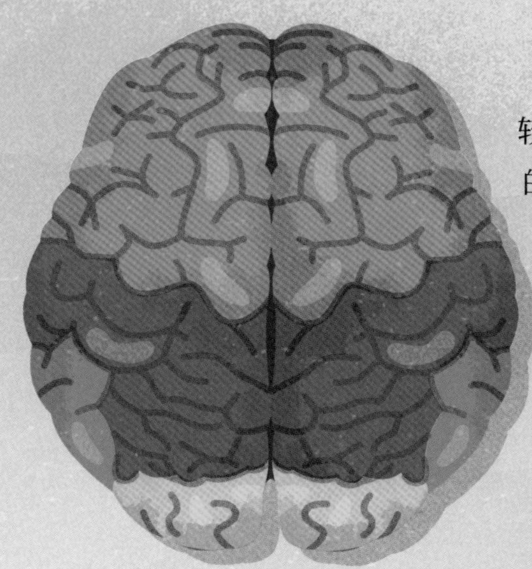

每一脑半球分为四个区块（即脑叶）。在这些区块中，较小的一群神经元有自己特殊的功能。比如，有一群神经元的唯一功能是面部识别。

科学家们是如何知道每部分脑区块是干什么的呢？通常，他们是通过研究某个人脑部受损后会发生什么，来寻找答案的……

有关我们仅使用10% 大脑的说法，其实是个谜！

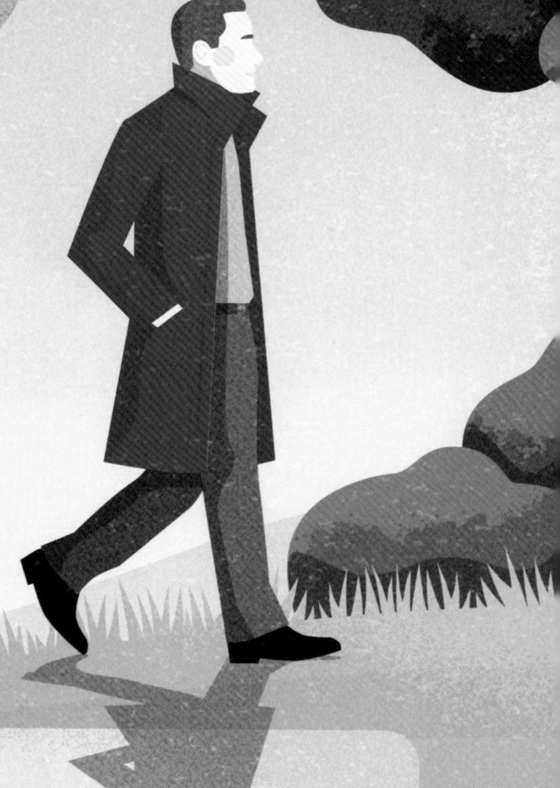

喜怒无常且粗鲁

1848 年，一位名叫菲尼斯·盖奇的修筑铁路的美国年轻工人，在往岩石里填充炸药打炮眼的时候，突然发生了爆炸事故。这一爆炸将一根 2 英尺（约 61 厘米）长的钢钎从他的脸颊刺入，并从头顶上的脑壳里穿出来。这一事故将他大脑的额叶削掉了一块直径几厘米的圆柱状脑体。但盖奇竟奇迹般地活了下来！然而，他的性格却因此而改变了。一改先前无忧无虑且受大家喜欢的乐天派形象，盖奇变得喜怒无常，而且会粗鲁地发脾气。盖奇的遭遇，首次提供了额叶涉及控制情绪的证据。

如果小部分脑体或不同部位之间的连接受到损伤，或者不能正常工作的话，就会引起一些听起来不大可能发生的问题。

下面哪一个你认为是真正的疾病？

- 安东综合征：患有这一疾病的人眼睛看不见东西，却拒绝承认。
- 里多克综合征：患有这一疾病的人只能看到移动的物体。
- 卡普格拉综合征：患有这一疾病的人确信他们的家人或朋友是被人冒名顶替的。
- 科塔尔综合征（或幻想症）：患有这一疾病的人相信自己已经死了，而且你不能说服他这是幻想。

（答案：所有都是。）

大脑的发育与可塑性

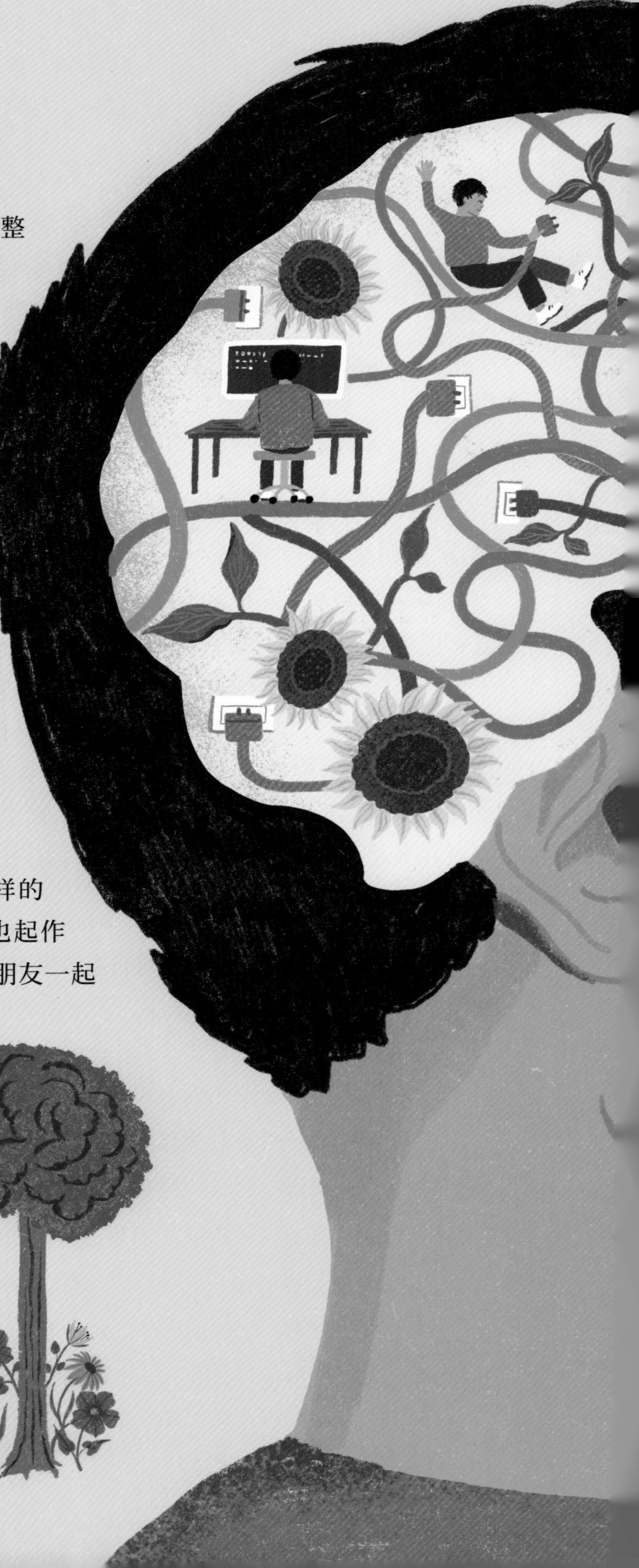

你的大脑不太像我的

当然，你的两腿和双臂也不像我的。你的整个身体生长发育成为成年人体型——你的大脑也一样。

大脑的发育并非真的进展缓慢。出生后的头两年，神经元之间每秒钟大约有 100 万个新的连接形成。但是，一个人直到 25 岁或稍晚一些时候，大脑的所有连接才完全接通。

在青少年时期，大脑会发生巨大变化。更多的白质发育了，科学家们认为，这也许意味着此时的大脑可以更快速地处理它所做的所有精彩的事情。然而，与此同时灰质的量却在缩小。这实际上并非坏事：像灌木丛一样，你的大脑需要修剪成它最终的形状。

各种因素影响着大脑的发育，以及什么样的“修剪”会发生。基因起作用，你所吃的东西也起作用。但是科学家们认为，在家中、学校里及与朋友一起的经历也起着重要的作用。

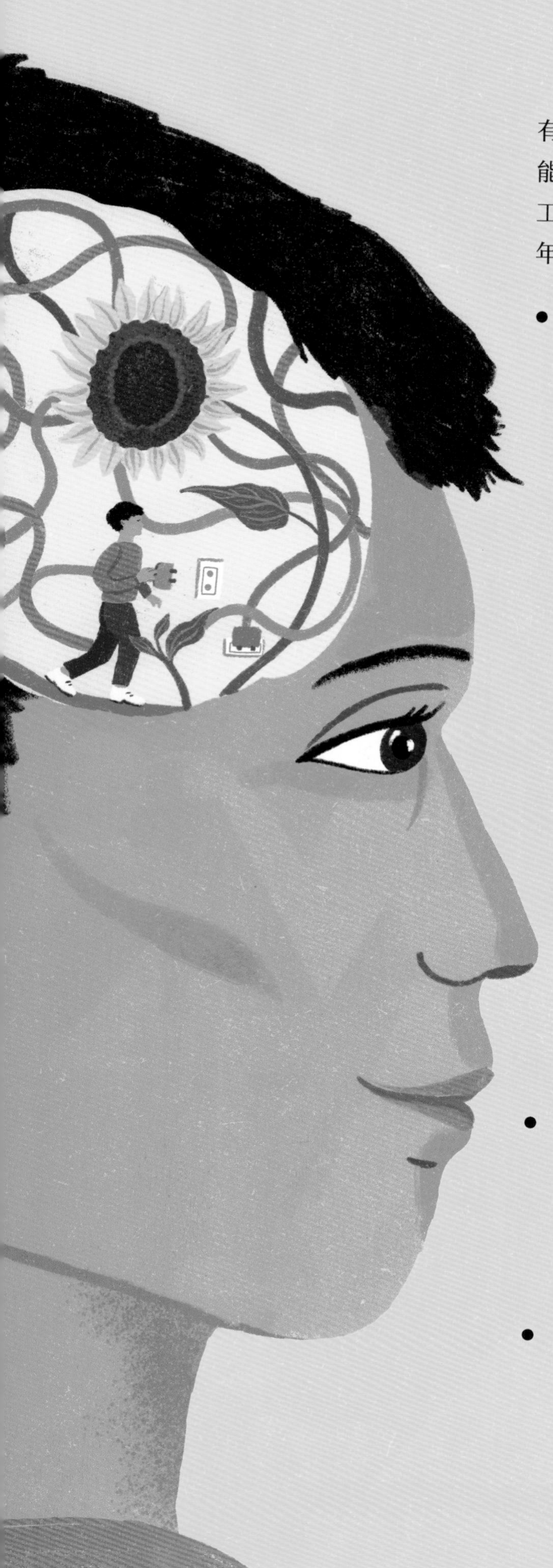

直到最近，科学家们才认识到，大脑的可塑性究竟有多强。所谓可塑性，是指大脑能够适应——连接线路能够改变——一个部位可以担负起通常是另一部位所干工作的变化。虽然这也会发生在成年人的大脑中，但是年轻人大脑的可塑性更强……

- 当医生们扫描一位看起来很普通的中年男子的大脑时，他们吃惊地发现，他脑颅内三分之二的空间被一个巨大的囊肿（充满液体的囊）所占据。显然这一囊肿自他很年轻时就在那儿了，而剩下的三分之一大脑担负起失去部分的功能。在扫描之前，无论是他本人还是其他人，都不知道他脑子里竟有那么大的囊肿。

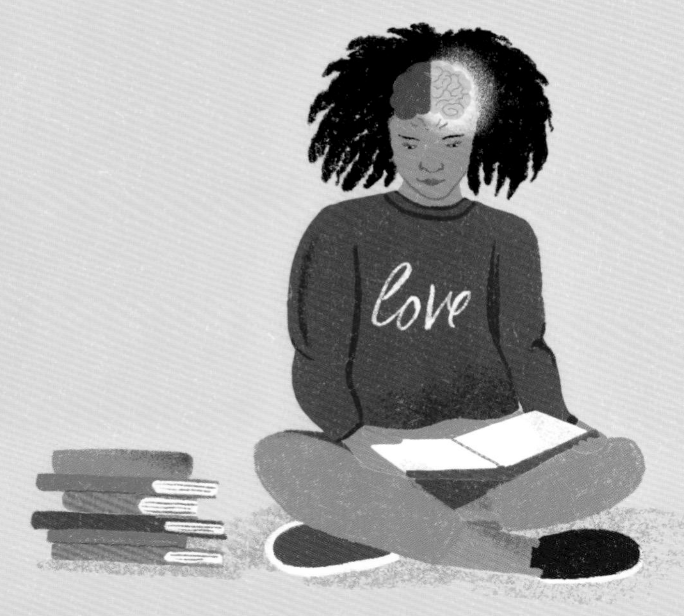

- 一位未成年女性出生时便只有大脑的右半球在工作，但她后来竟成为高于平均水平的读者，尽管通常都是大脑的左半球在进行语言处理。令人吃惊的是，在左半边大脑不工作的情况下，她右半边的大脑“挺身而出”并担负起责任来。
- 一位女子 24 岁时，医生才发现她没有小脑。她直到 7 岁才开始学走路。即便此时走路也还不稳，但她缺失协调身体平衡的小脑却依然还能够走路这一事实令医生们目瞪口呆。

不要相信你的大脑

你的大脑或许是宇宙中最了不起的东西，但是它经常会捉弄你。

实际上，它现在正在捉弄你。

我所要补充的是，它捉弄你，其实是为你好。如果它不对你所见到的、听到的、尝到的东西加以调整和变化的话，你会感到周围的世界非常令人困惑。比如，当你的老师站在教室前面开始讲话的时候（当然，这在你打瞌睡之前），下列情形便会发生：

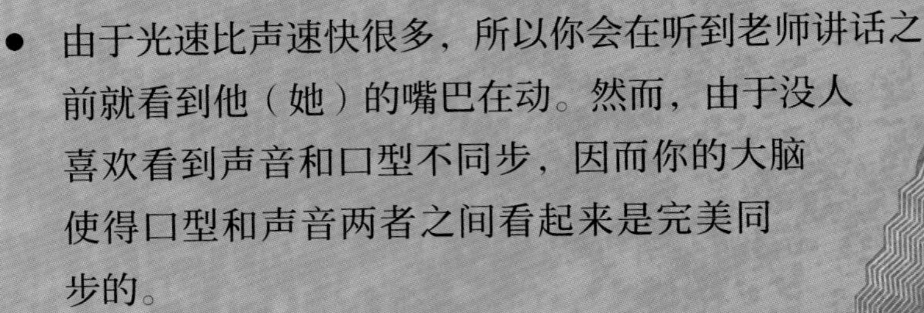

- 由于光速比声速快很多，所以你会在听到老师讲话之前就看到他（她）的嘴巴在动。然而，由于没人喜欢看到声音和口型不同步，因而你的大脑使得口型和声音两者之间看起来是完美同步的。
- 再说你的眨眼吧。你经常会眨眼，以至于你醒着的时候大约有 10% 的时间眼睛都是闭着的状态。但是你在看东西的时候，并不会注意到这些频繁短暂的间断，这是因为你的大脑假装那些频繁短暂的黑色图像并未出现。

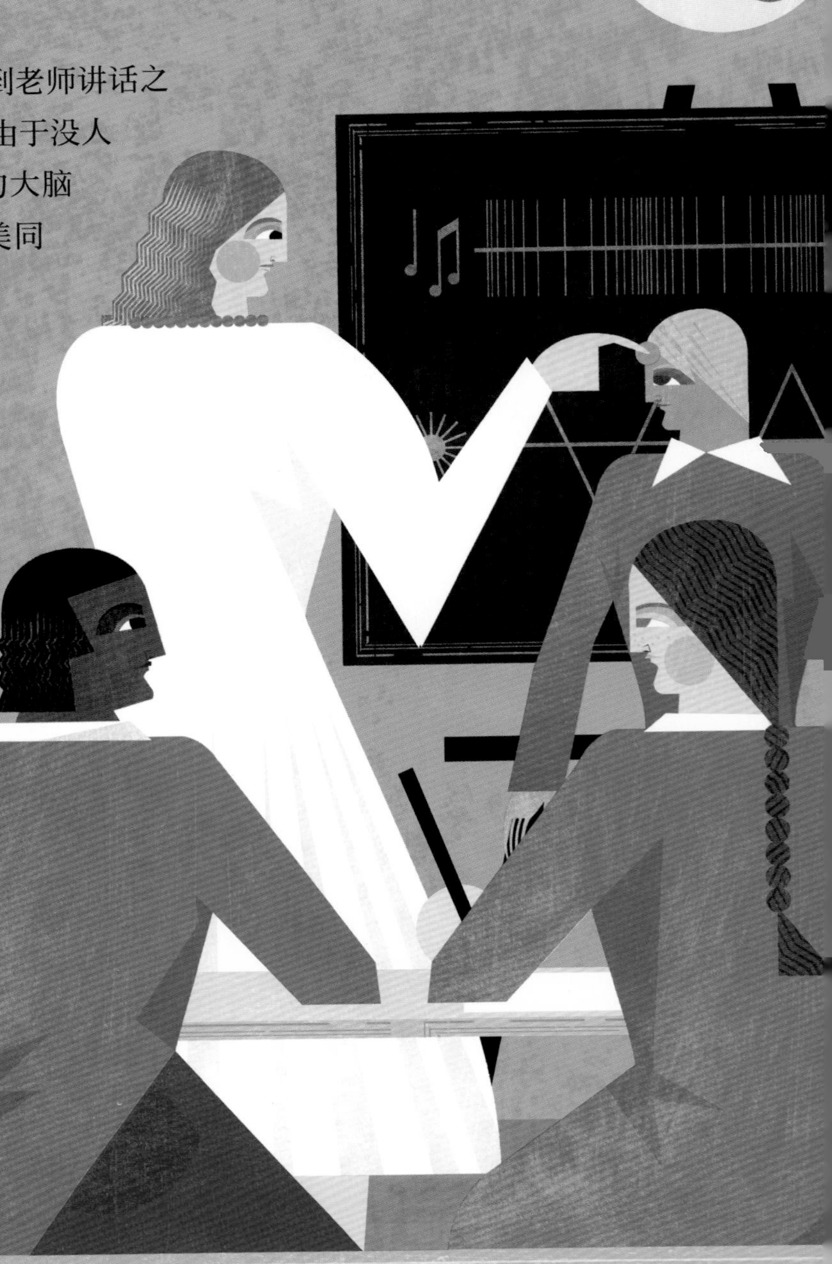

你的大脑对真相所持的平和宽松的态度，也解释了与其他感官相关的各种各样的幻觉。

- 棋盘阴影错觉是很有名的现象。灰色方块与投射上阴影的白色方块（分别摆着一枝花）的颜色实际上是相同的。但是你的大脑却坚持认为灰色方块更暗一些，因为根据暗 / 明模式，这是你所期待的情形。是的，你的大脑用你所期待的东西创造出你所看到的……而且，它一直是在这么做的。

- 卡尼萨三角形是此类错觉的另一个例子。图里实际上并没有三角形，但根据所有其他的形状，你的大脑认定这里应该有一个三角形——好了，这就是你所看到的。

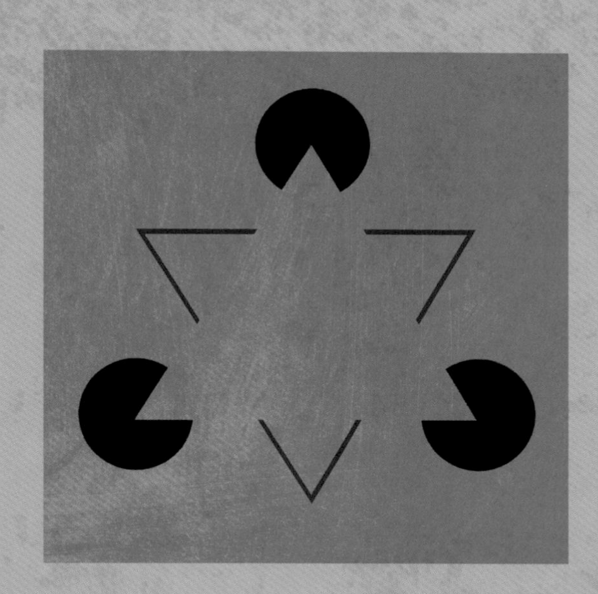

- 粉红色饮料比黑色饮料喝起来更甜一些。为什么？因为你的大脑已习得粉红色的食品（比如草莓和树莓）是甜的。所以，它期待粉红色的东西是甜的，从而影响了你的味觉。
- 把一枚冰冷的硬币放在你的前额上，你会感到比室温下的同样硬币重两倍。这又是为什么？实际上，这并非你大脑的过错，而是跟大脑如何接受有关触觉及温度的神经信号相关。然而，这个错觉（塞勒错觉，早在 19 世纪 30 年代就被发现了）至今依然很神奇。

你的脸很怪异

让我们正视这一事实吧——你的脸很怪异。我的意思并不是说，只有你的脸很怪异，而是我们所有人的脸，都长得挺怪异的。

关于脸，有几样东西确实是完全有道理的：

- 眼睛？对的！
- 嘴巴？是，都挺好。

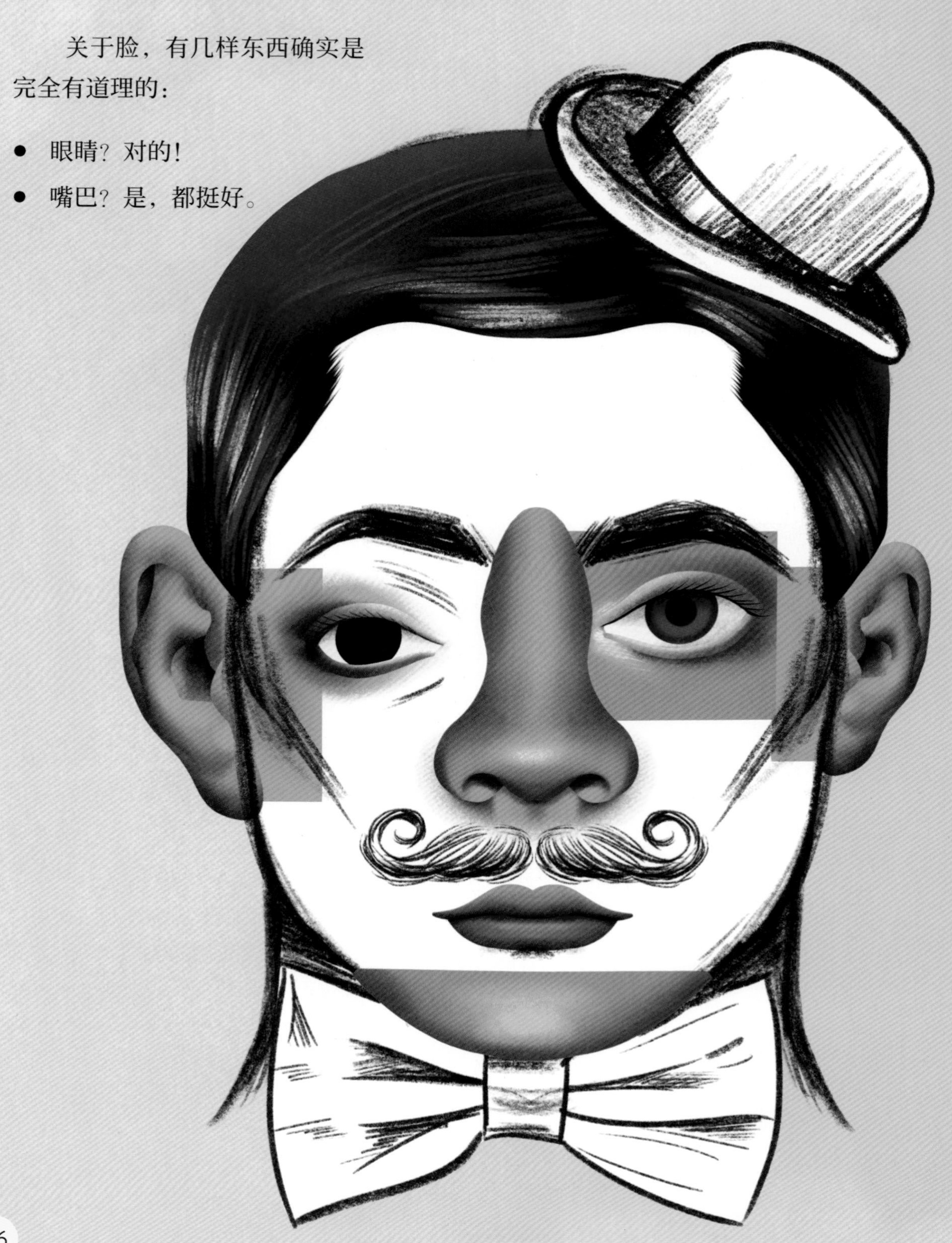

但是，之后我们便进入了比较神秘的领域。

由于我们每个人的脸是如此独特——通常不被衣服挡住——我们可以靠着人脸来识别其他人。患脸盲症的人却做不到这一点。每一张脸（包括镜子里他们自己的脸）对他们来说，都是陌生的。

- 眉毛。要眉毛干啥？眉毛的用处之一是阻止汗水流进我们的眼睛里，它们也参与我们和其他人之间的交流。如果没有眉毛的话，皱眉头的效果也就大不一样了。

- 睫毛。有证据表明，睫毛有助于阻挡灰尘等异物进入我们的眼睛，而且它们看起来很不错。

- 鼻子。是的，我们需要闻气味，而鼻子担负这一任务。有些哺乳动物生有拱嘴，我们却有一个凸出去的金字塔形的鼻子。为什么？一种解释是在我们长距离奔跑时，它有助于呼吸，并保持凉爽。

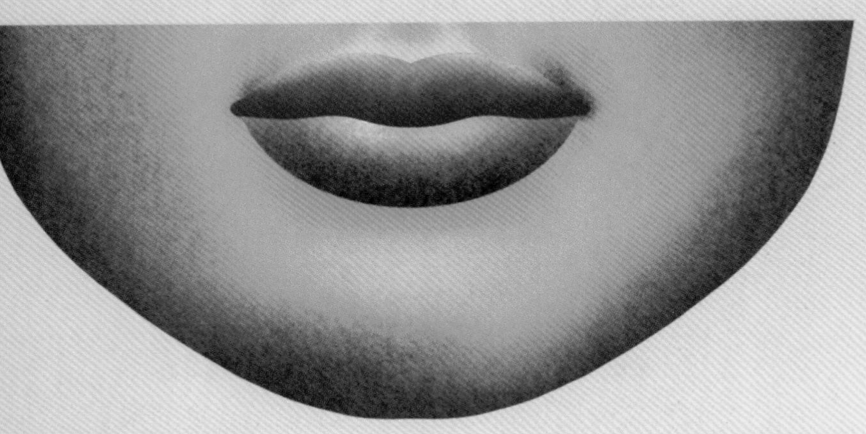

- 我们脸上最不可思议的是下巴颏儿。下巴颏儿是我们人类所特有的，却没有人知道我们为什么要长着下巴颏儿。

然而，我们的脸最重要的作用是生有双眼看东西，长着鼻子闻东西，以及长着舌头尝东西。让我们从眼睛以及视觉的奇异世界开始吧……

视觉：怎样才能看到东西

如果你能看到一颗完整的人的眼球，你可能会惊讶它竟然那么大！因为你平时看到嵌在眼窝里的眼球时，你只看到了它露在前面的那六分之一，其余部分都藏在一个由骨头组成的保护腔里面。这也是一件好事，因为眼球基本上是一个充满凝胶的球体。当然，这是一个很漂亮的充满凝胶的球体。

瞳孔是让光线进入你眼里的可以调节的孔。【为什么叫“瞳孔”（pupil）呢？显然，如果你看着别人的眼睛，你可以在对方瞳孔中间黑色部分看到你自己的极小的影像。对，一个极小的影像……就像一个小人儿：一个小学生（pupil）！】

当光波遇到**视网膜**时，被称作视杆细胞和视锥细胞的视细胞就会将光电信号通过视神经传送到大脑。只有当这些信号抵达大脑时，你才能看到东西。

中央凹是你的视力热点（即关键部位）。当你想看清楚某样东西（比如一块蛋糕）的时候，你是不是要盯着它看？这能确保光波从蛋糕上反射到你眼球的中央凹上，使你看到非常清晰的图像。这保证了当你走出商店时，手里抓的确实是一块巧克力蛋糕，而不是意外地错抓了一块咖啡蛋糕。

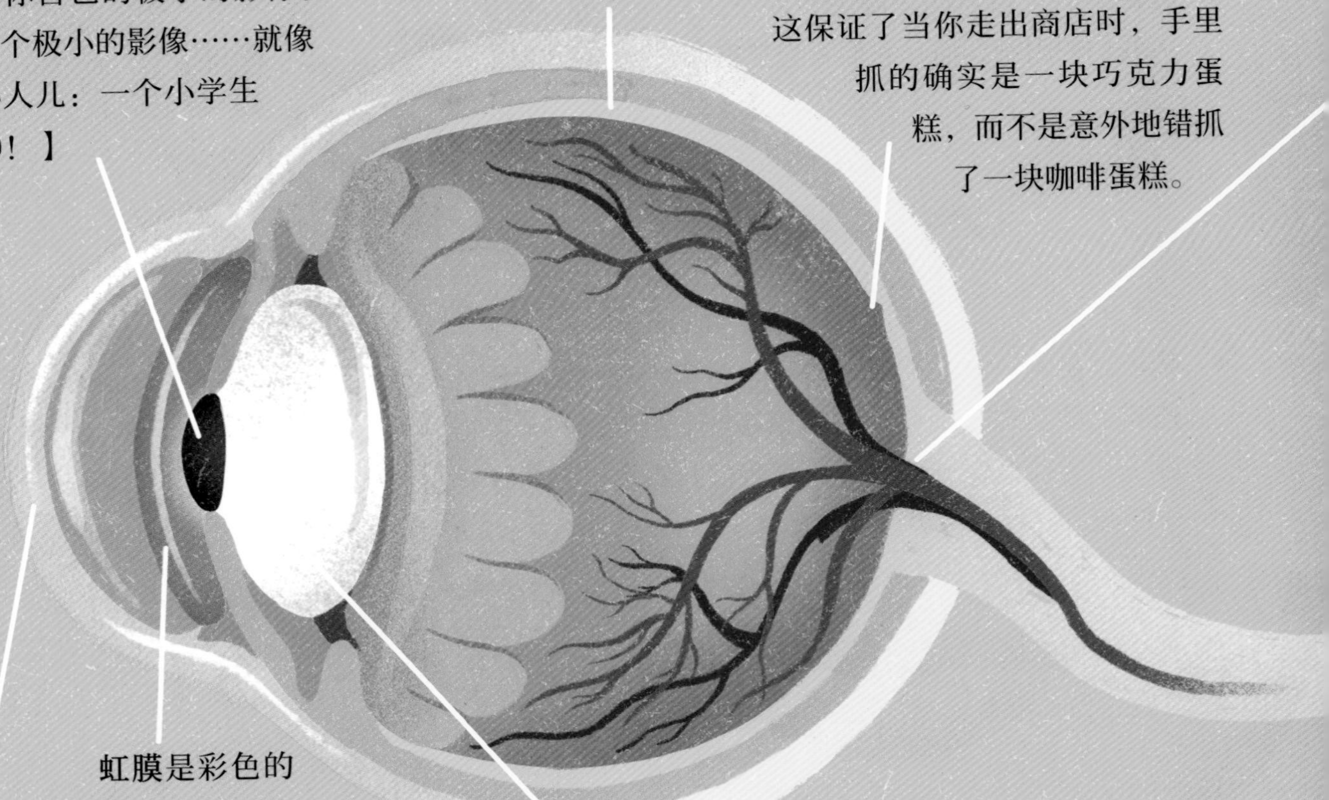

虹膜是彩色的环状薄膜，中间有个可以调节的孔。

角膜保护着你的眼睛。而实际上，它还担负着眼球三分之二的聚焦光线的工作。这种聚焦工作使得东西看起来更加清晰。

晶状体（这就是当谈到聚焦时，大家会自然而然想到的构造）也承担了一定的聚焦工作（是的，算得很精确）。

还记得我前面跟你说过，你的大脑总是在欺骗你吗？下面是一些例子。

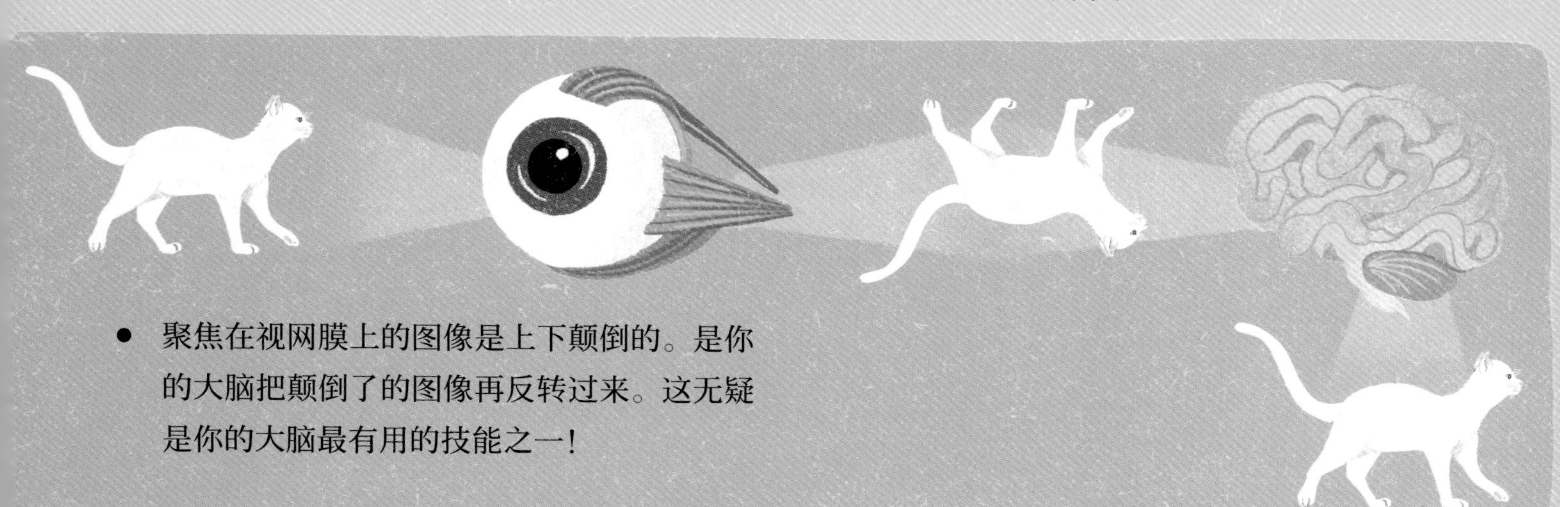

- 聚焦在视网膜上的图像是上下颠倒的。是你的大脑把颠倒了的图像再反转过来。这无疑是你的大脑最有用的技能之一！

- **视神经乳头**是视网膜上视神经纤维汇集穿出眼球的部位，是视神经的始端。因为该处无感光的细胞分布，无光感受作用，成为视野中的盲点。然而，你通常并未意识到这一点，这是因为你的大脑补上了它认为本应该出现在这里的东西。这意味着，你可以看到一个完整的真实世界的图像，而不是有个大窟窿在里面的图像。

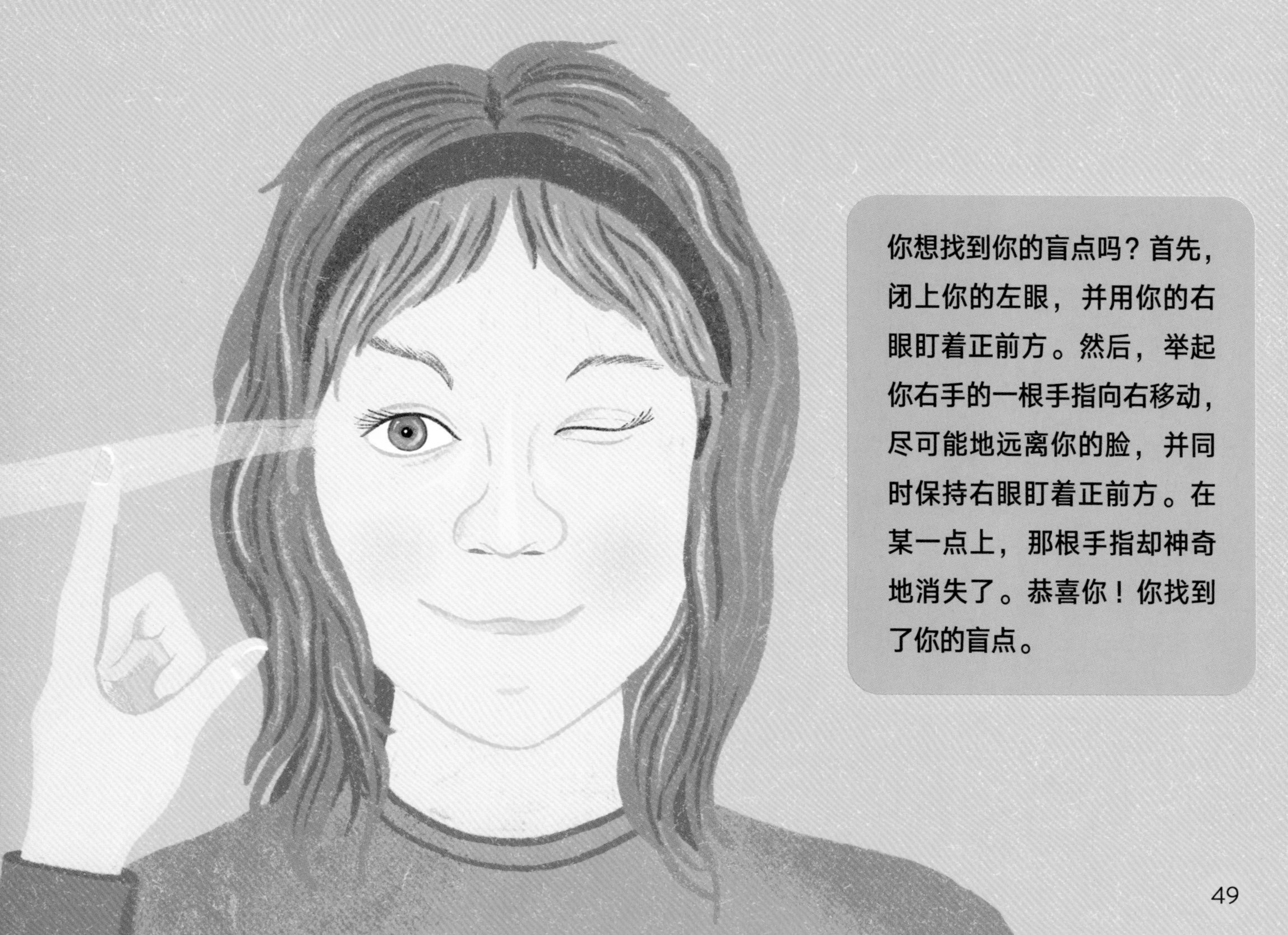

你想找到你的盲点吗？首先，闭上你的左眼，并用你的右眼盯着正前方。然后，举起你右手的一根手指向右移动，尽可能地远离你的脸，并同时保持右眼盯着正前方。在某一点上，那根手指却神奇地消失了。恭喜你！你找到了你的盲点。

光与暗的反应

视细胞分为两类。

视杆细胞在昏暗光线下最给力，但是它们不能分辨颜色。你有大约 1 亿 2 000 万个视杆细胞，主要集中在视网膜的外围区域。

你还有大约 700 万个视锥细胞帮助你识别颜色。它们大多集中在中央凹里，它们在光线明亮的时候最给力。

在光线昏暗时，我们靠视杆细胞看东西，而且所有的东西看起来都带有沉闷的灰色调。

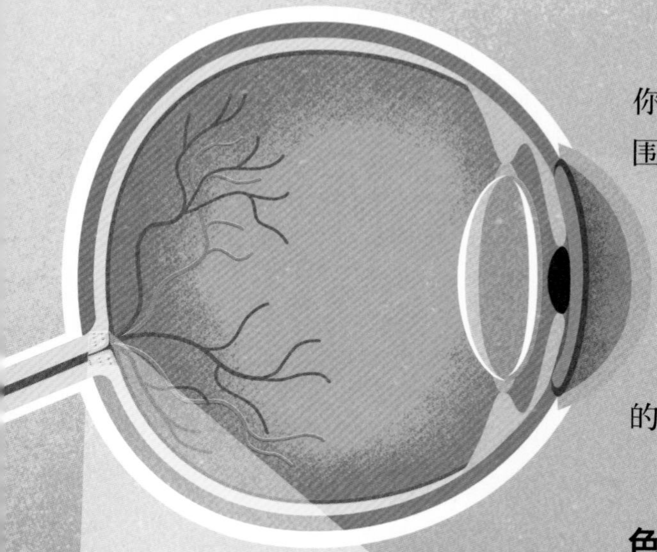

色彩视觉

人的视锥细胞分为三类。它们分别是蓝视锥、绿视锥和红视锥。但这并不意味着它们仅对这三种颜色的光线做出反应。每一类视锥细胞都有自己对光波做出反应的范围。合在一起，它们让我们能分辨至少 200 万种不同的颜色。

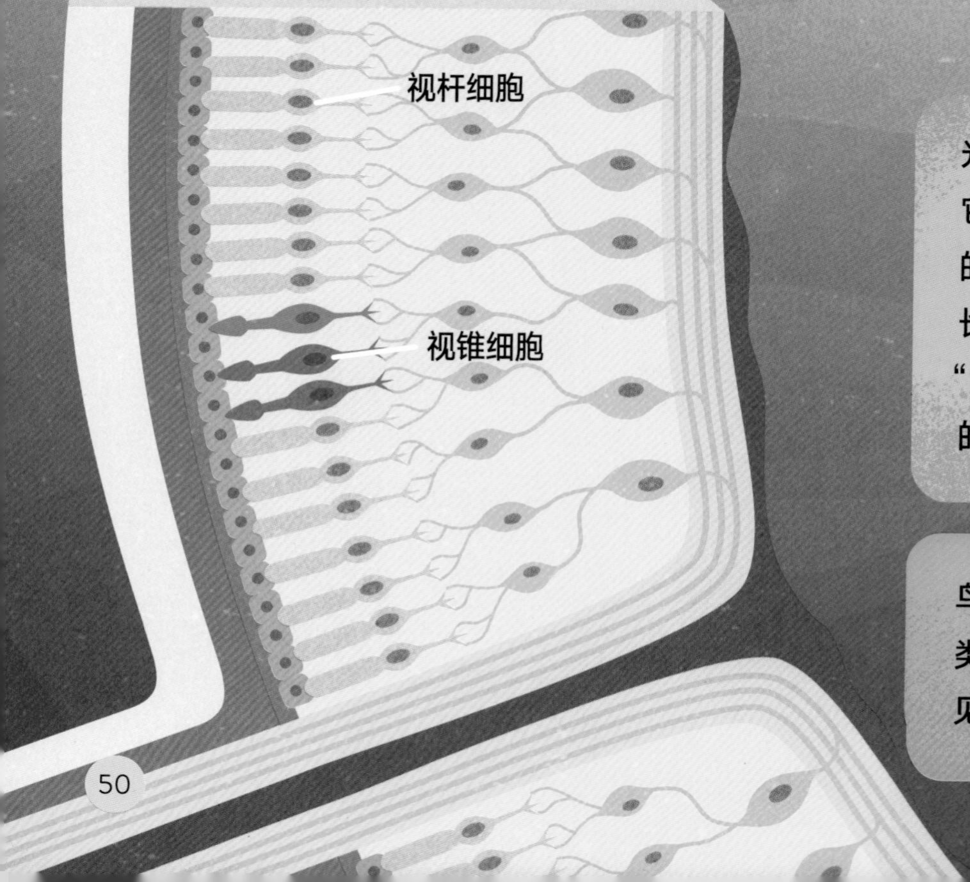

视杆细胞

视锥细胞

光波是一种波，含有能量，它由被称作光子的极为微小的粒子组成。光波有不同的长度，光波的长度决定颜色，“白光”包含所有我们能看见的光波的波长。

鸟类、鱼类和爬行动物有四类视锥细胞，连金鱼都能看见我们所看不见的颜色。

色盲患者没有办法观察到某种颜色，色弱患者能看到具体颜色，但能力比较弱。

红绿色弱（一种色觉障碍）在每 12 个男性中就有一人，并在每 200 个女性中有一人。红绿色弱的人可能会对分辨红色、橙色、褐色与绿色感到棘手。

蓝黄色弱则比较罕见。蓝黄色弱的人在分辨蓝色、黄色和绿色时会出问题。

飞蚊症

你在抬头望向天空，看到几片云彩、飞过的飞机，或者一只滑翔的海鸥等时，有没有觉得你眼球表面有一些东西？

实际上并没有什么“飞蚊”在你的眼球上，它们也不是什么“食眼”细菌，或是任何其他值得你担忧的东西。它们只是你眼睛里果冻状玻璃体内的微细纤维团块。你之所以看到了它们，是因为它们在你的视网膜上投下了阴影。

飞蚊症很常见。有时候（但很少见）它会是视网膜出现撕裂的表现。然而，通常情况下是完全不用担心的。

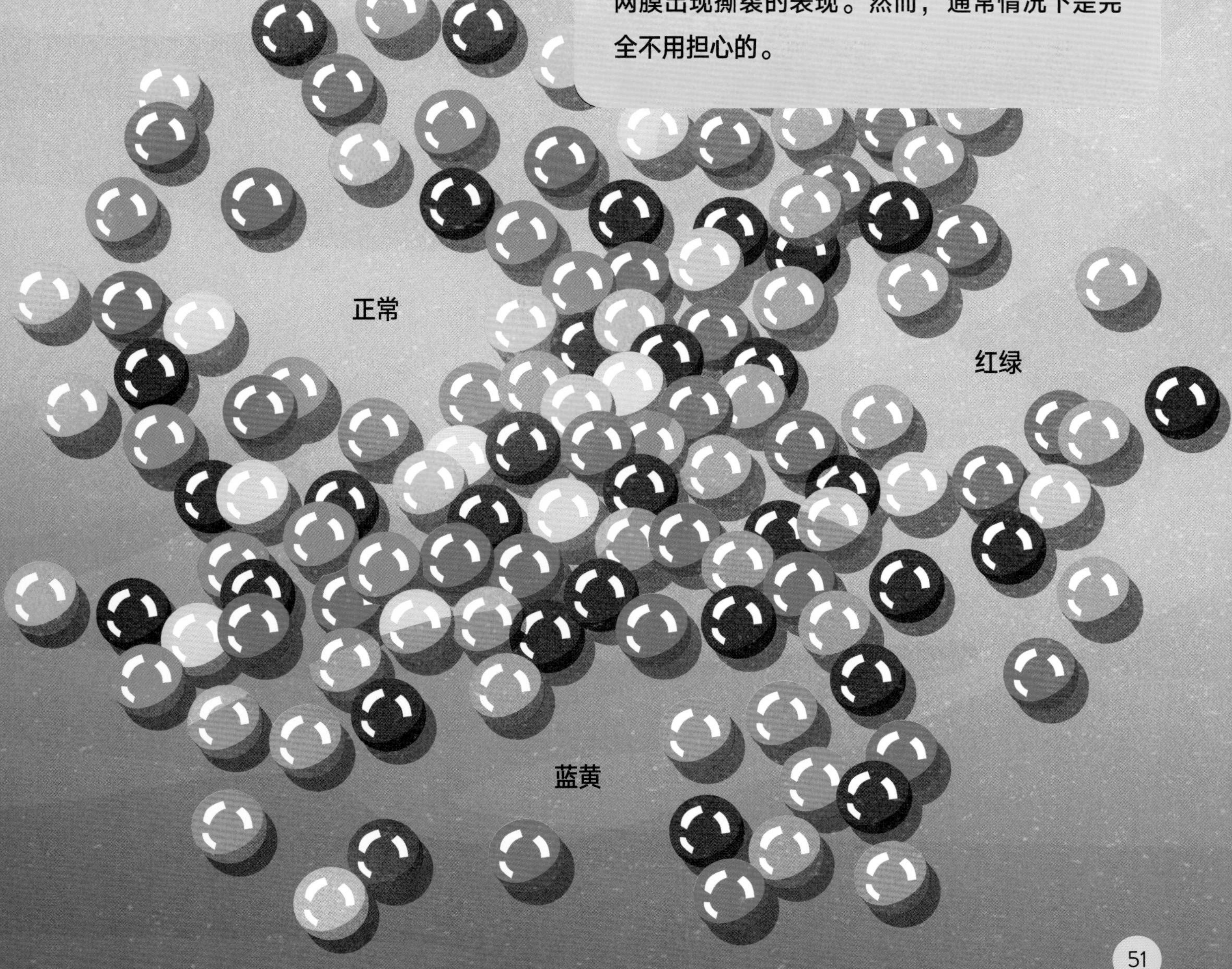

山洞里发现的生物钟

我要给你们讲个故事，但首先我要告诉你们一个很多人并不晓得的事实：你的眼睛干着两件事。不是一件，是两件。

1962 年 7 月，一位名叫米歇尔·西弗尔的年轻法国科学家下到了阿尔卑斯山脉（欧洲最大的山脉）里一个深达 130 米的洞穴底部。在地下如此深的地方，他根本见不到阳光。然而，他却有火把照明，还带上了食物和水。他计划要在那个洞穴里一直待到 9 月 14 日。他的任务看起来很简单：每天早晨醒来的时候给地面上的队友们打个电话，晚上睡觉前再给他们打一通电话。

当西弗尔在他算定的 8 月 20 日给地面的队友们打电话时，他大吃一惊。队友们告诉他应该离开洞穴了，因为实际上当天已经是 9 月 14 日啦。也就是说，他在洞里待的实际天数比他自己凭感觉计算出来的要多 25 天。

正常情况下，我们遵循 24 小时的循环。我们每天早晨差不多在同一时间醒来，每天晚上大致在同一时间入睡（显然，除了在朋友家开派对过夜以外）。但这一法国研究团队发现，西弗尔的昼夜循环拉长至约 40 个小时。

因此，他每天醒来和睡觉的时间都稍微晚了一些……直到最终他变成在白天睡觉而在晚上醒着（即昼夜颠倒了过来）。

这就是为什么他计算自己在洞穴里待的天数时，竟错得如此离谱。西弗尔说，这就是身体有着自己的时钟的证据。

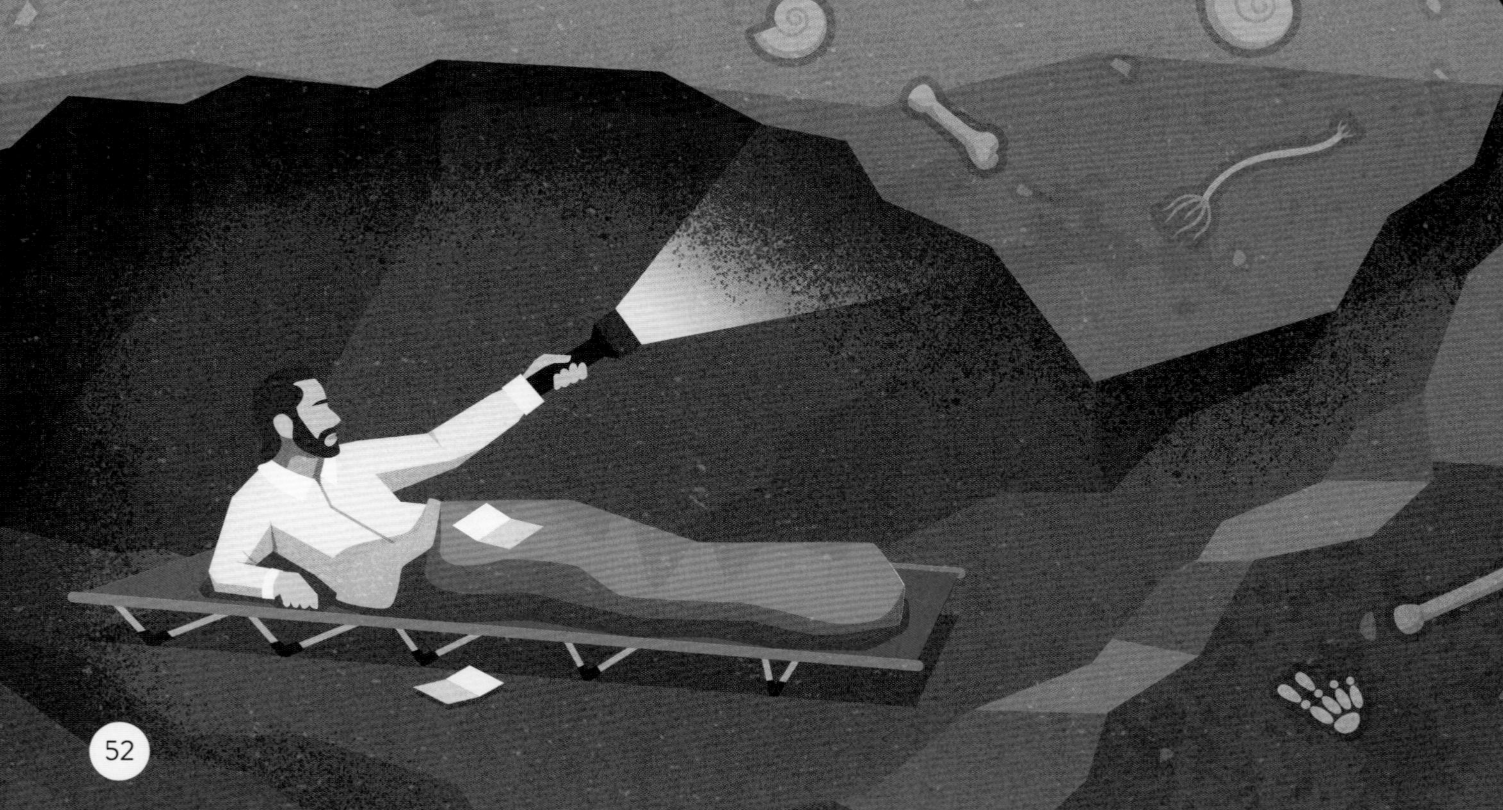

其他科学家们并不同意上述观点。身体怎么会有时钟呢？然而，自那以后的各种各样的研究结果都表明，身体确实有时钟。事实上，你的身体还不止有一个时钟，而是有很多。你的胰有一个，你的心脏、肌肉和肾也都各有一个。这些时钟都有各自的时间表，它们控制着什么时候某器官是最忙的，或者什么时候该器官是最放松的。你的大脑是你体内时钟的发源地。它告诉你什么时候该起床，什么时候该上床睡觉了。它是通过你眼睛明亮程度的信号来维持 24 小时（而不是更长的那个）循环周期的。我听到了你的猜测：是从视杆细胞？不是的。视锥细胞？也不是的。

为求得这一问题的答案，我要给你讲另一个故事：1999 年，经过 10 年的认真研究之后，一位名叫罗素 · 福斯特的科学家证明了我们的眼睛包含对光有反应的第三类细胞（除了视杆细胞和视锥细胞之外的）。这些细胞（它们的全名很长：内在光敏感视网膜神经节细胞）跟视觉没有什么关系，然而它们能够检测到光。但它们利用这一信息所能做的就是：告诉你大脑时钟的白天与黑夜，以及黑夜与白天之间的转换。这就是为什么西弗尔会把昼夜转换搞错得那么离谱，因为他的大脑接收不到这些信号。

最初，也没人相信福斯特。科学家们已研究眼睛这么久，不可能所有其他科学家都忽视了这一点啊！

然而，如同那位勇敢的探洞者米歇尔 · 西弗尔一样，罗素 · 福斯特也是正确的。

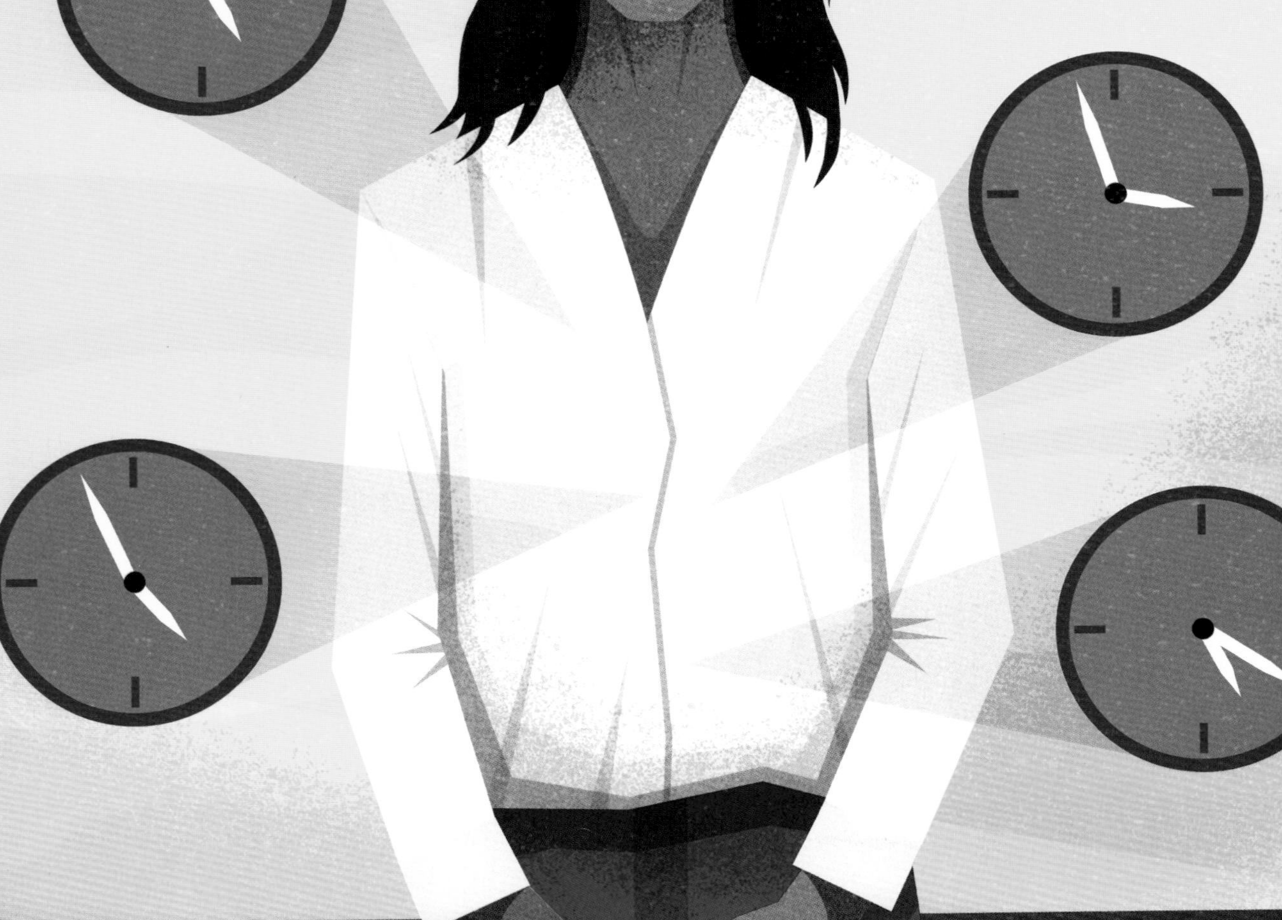

听觉：被低估的奇迹

听觉是被严重低估了的奇迹。

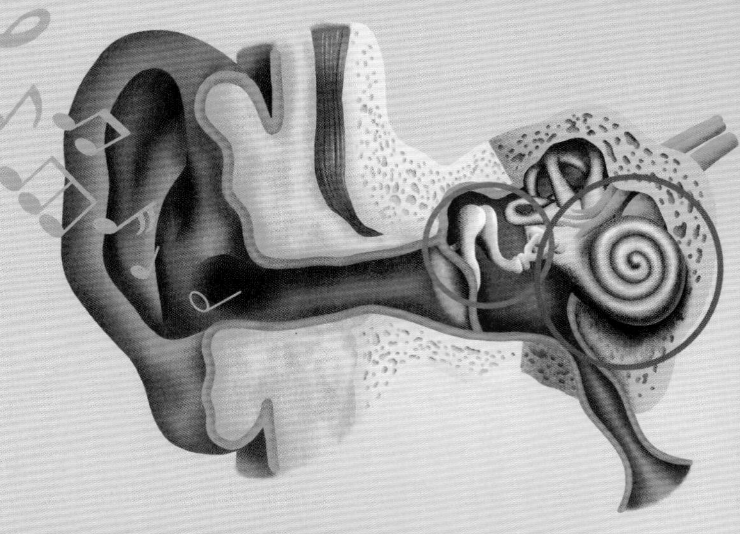

硬件：

- 3 块听小骨
- 若干条肌肉与韧带
- 一些神经细胞

结果：

你啥都能听到——从最微弱的细雨敲窗声到你父母播放吵闹糟糕的音乐（他们又在放这种音乐了吗）。

你的耳朵由三部分组成：

1. 外耳。由耳郭、外耳道和鼓膜构成。其中耳郭是耷拉在外面，我们通常称之为“耳朵”的部分。尽管它的形状很奇怪，但在捕捉通过的声音方面表现得非常出色。

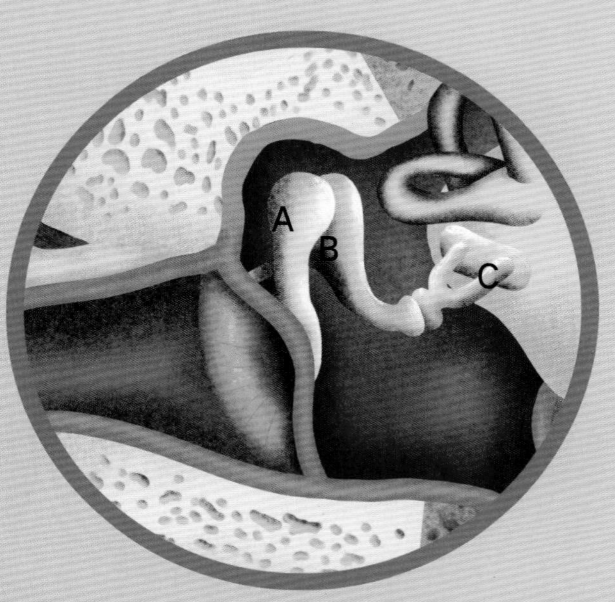

有关耳朵的一个惊人事实：锤骨、砧骨和镫骨是我们远古祖先下颌的一部分。在演化过程中，它们逐渐转移到耳朵里。然而，在它们存在的大部分时期内，这 3 块骨头跟听觉毫无关系。

2. 中耳。位于鼓膜后面的空腔，由鼓室、听小骨和咽鼓管等构成。由外耳传来的音波，使鼓膜振动，这些振动通过下面的 3 块听小骨传递。它们是：

A. 锤骨

B. 砧骨

C. 镫骨

（不知道是谁起的这 3 个名字，他肯定对铁匠这一职业很感兴趣。）

声音是由物体振动产生的一种波（声波），不但可以在气体（比如空气）中传播，也可以在液体和固体中传播。

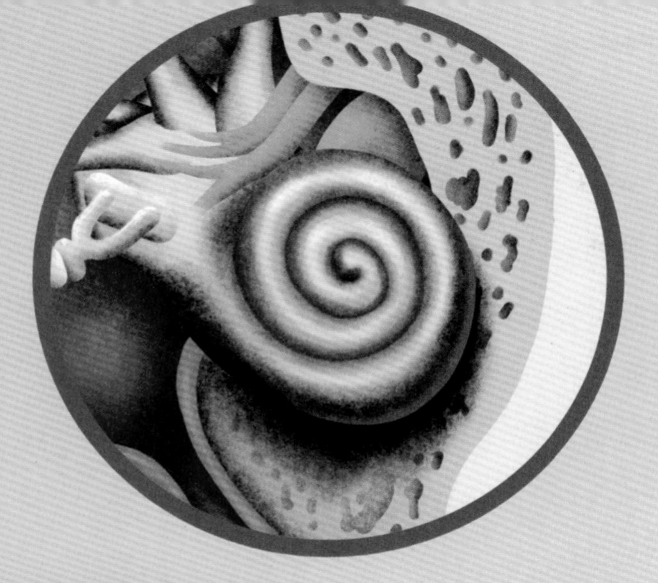

3块听小骨将振动传入……

3. 内耳。具体地说，传入耳蜗。这是个蜗牛壳形状的东西，里面长着许多细头发丝般的纤毛。当声波通过它们的时候，它们像海草遇到波浪般摆动，并将信号传递给大脑。

大脑把所有的信号汇总，并破译出刚才所听到的声音。

所有这一切最令人难以置信之处是，它们都是多么微小，耳蜗管甚至比一粒葵花子还小，那3块听小骨能够放入一颗衬衫纽扣里面。

我们的耳朵出奇地敏感，它们是为了一个安静的世界而构建的。当它们演化时，一切都不像今天这样嘈杂喧闹。谁能知道有一天人们竟然会把塑料耳机插进自己的耳朵里去听音乐呢？但是巨大的声音（就像我们通过耳机听到的一些音乐那样）会损坏或扼杀那些纤毛细胞，这很糟糕。它们一旦坏了，就彻底地坏了。

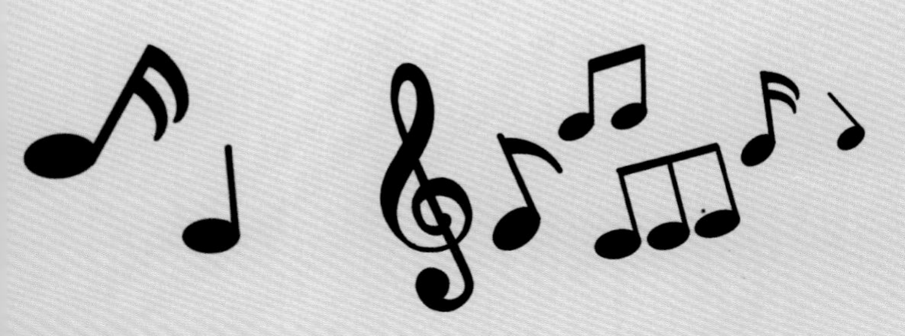

平衡

内耳并不满足于只管听力，它还有另一个让人难以置信的有用功能。

它还负责让你的身体保持平衡。它用一套非常精巧的装置（一套“半规管”加上两个小液囊）完成这一任务，这套装置组成了前庭器官。

当你的头部移动的时候，前庭器官里的液体和微小晶粒就会四处移动。这些运动会使从半规管和小囊袋内膜上伸出的那些纤毛弯曲，然后这些纤毛将信号传递到你的大脑。你的大脑根据这些信号破译出你移动的方向和速度，以保持你的身体平衡。

为什么当你旋转停下来站稳不动的时候，还会感到眩晕呢？这是因为虽然你的眼睛告诉你的大脑你已经停下来了，但是前庭系统里的液体还在移动着。

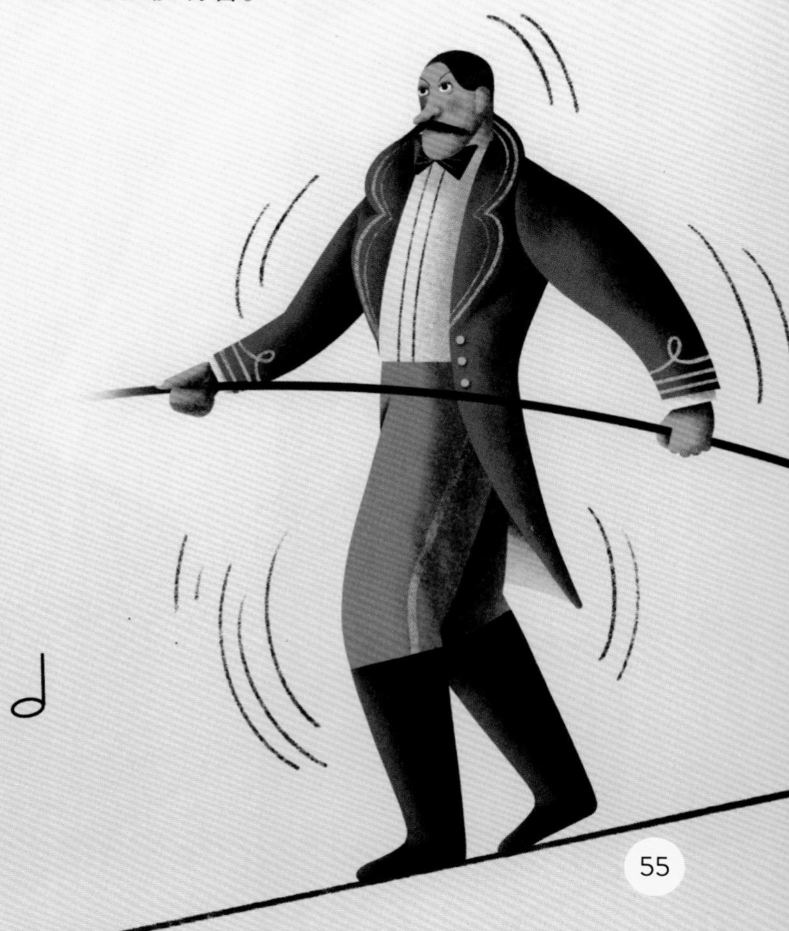

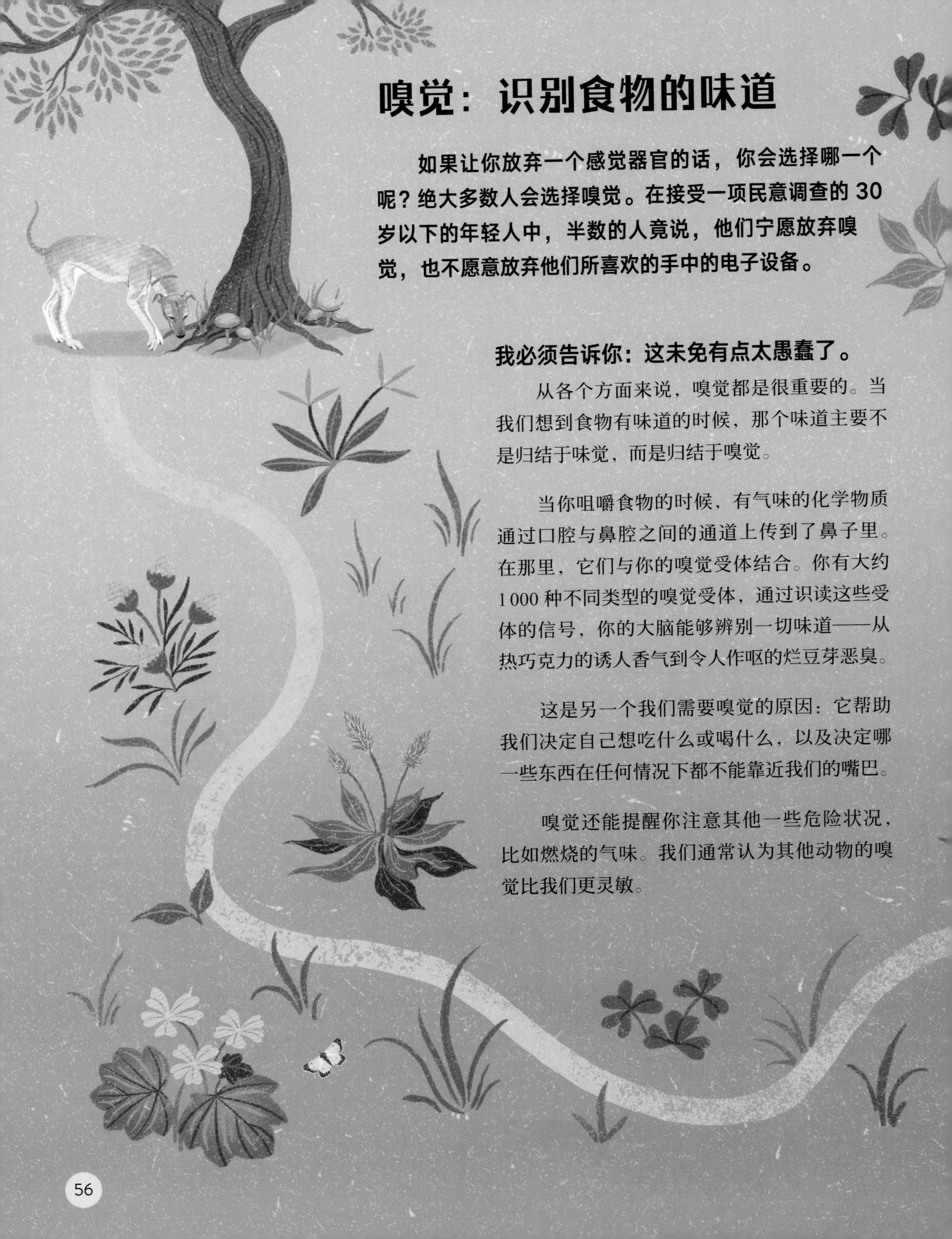

嗅觉：识别食物的味道

如果让你放弃一个感觉器官的话，你会选择哪一个呢？绝大多数人会选择嗅觉。在接受一项民意调查的 30 岁以下的年轻人中，半数的人竟说，他们宁愿放弃嗅觉，也不愿意放弃他们所喜欢的手中的电子设备。

我必须告诉你：这未免有点太愚蠢了。

从各个方面来说，嗅觉都是很重要的。当我们想到食物有味道的时候，那个味道主要不是归结于味觉，而是归结于嗅觉。

当你咀嚼食物的时候，有气味的化学物质通过口腔与鼻腔之间的通道上传到了鼻子里。在那里，它们与你的嗅觉受体结合。你有大约 1 000 种不同类型的嗅觉受体，通过识读这些受体的信号，你的大脑能够辨别一切味道——从热巧克力的诱人香气到令人作呕的烂豆芽恶臭。

这是另一个我们需要嗅觉的原因：它帮助我们决定自己想吃什么或喝什么，以及决定哪一些东西在任何情况下都不能靠近我们的嘴巴。

嗅觉还能提醒你注意其他一些危险状况，比如燃烧的气味。我们通常认为其他动物的嗅觉比我们更灵敏。

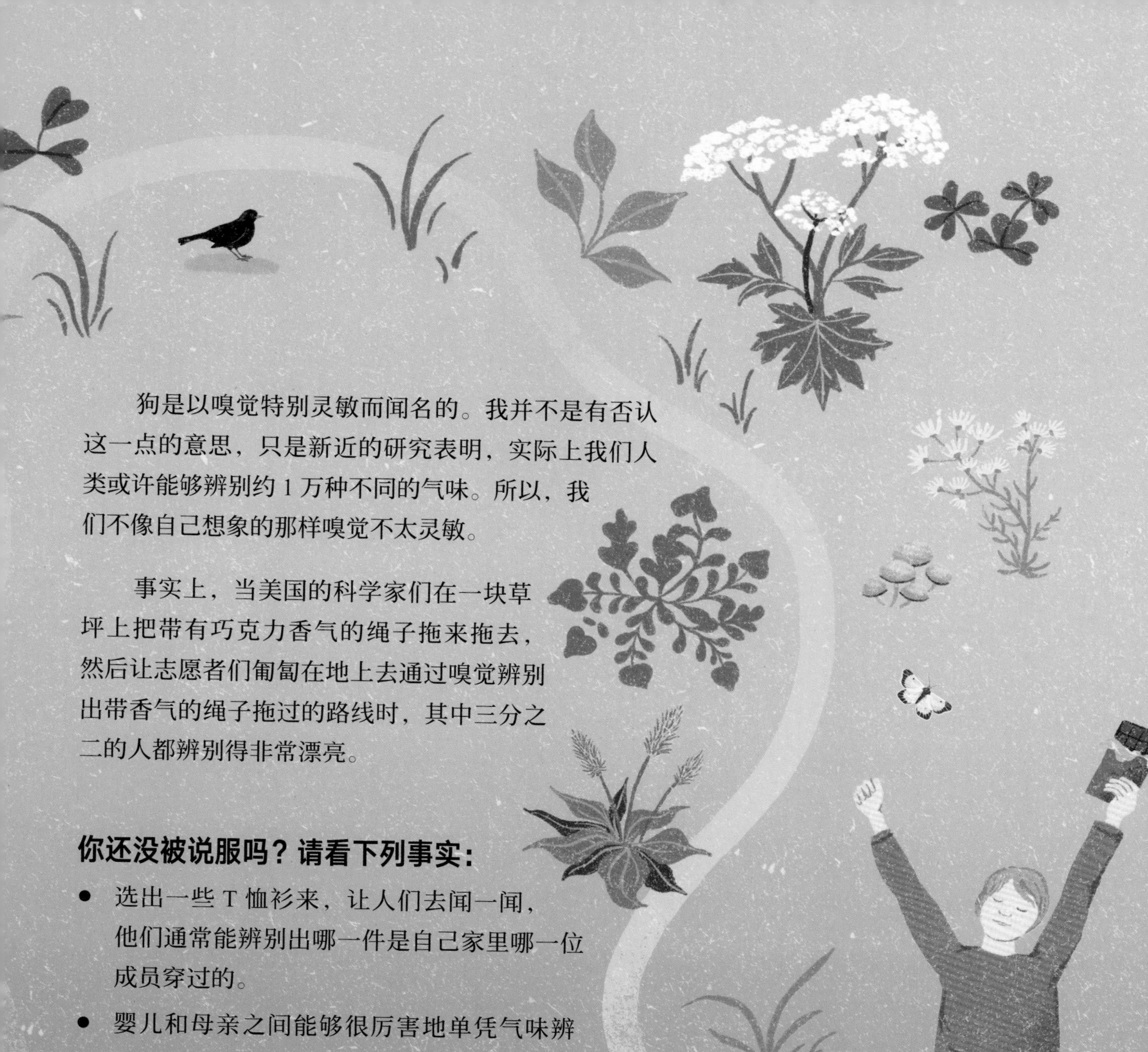

狗是以嗅觉特别灵敏而闻名的。我并不是有否认这一点的意思，只是新近的研究表明，实际上我们人类或许能够辨别约 1 万种不同的气味。所以，我们不像自己想象的那样嗅觉不太灵敏。

事实上，当美国的科学家们在一块草坪上把带有巧克力香气的绳子拖来拖去，然后让志愿者们匍匐在地上去通过嗅觉辨别出带香气的绳子拖过的路线时，其中三分之二的人都辨别得非常漂亮。

你还没被说服吗？请看下列事实：

- 选出一些 T 恤衫来，让人们去闻一闻，他们通常能辨别出哪一件是自己家里哪一位成员穿过的。
- 婴儿和母亲之间能够很厉害地单凭气味辨别出对方来。
- 在一项检测狗与人之间辨别气味能力的实验中，在选用的 15 种气味里，有 5 种气味，人的辨别力都胜过了狗。

在嗅觉与手中的手机和掌上电脑之间，你依然愿意放弃嗅觉吗？如果这样，你将失去的就太多啦！我敢担保。

张大嘴巴，照照镜子

你身边有镜子吗？如果有的话，请走近它，并张大嘴巴照一照。你会看到下面一些东西……

嘴唇

闭嘴时，很方便地封上你的嘴巴。嘴唇里面还装满了触觉感受器。

牙龈和牙齿

牙龈包围并密封着你的牙齿（根部）。（我们将在下一对页更仔细地观察牙齿。）

喉咙

食物、饮料和空气通过这里进入你的身体里面。

扁桃体

扁桃体是你体内免疫系统的一部分。它不是必不可少的部分——很多人在饱受扁桃体炎（扁桃体受感染后引起的炎症）之苦以后，将扁桃体切除。然而，由于扁桃体似乎有助于我们抵抗感染，现在的医生不再像你们父母小时候的医生那样，轻易地做出切除它的决定了。

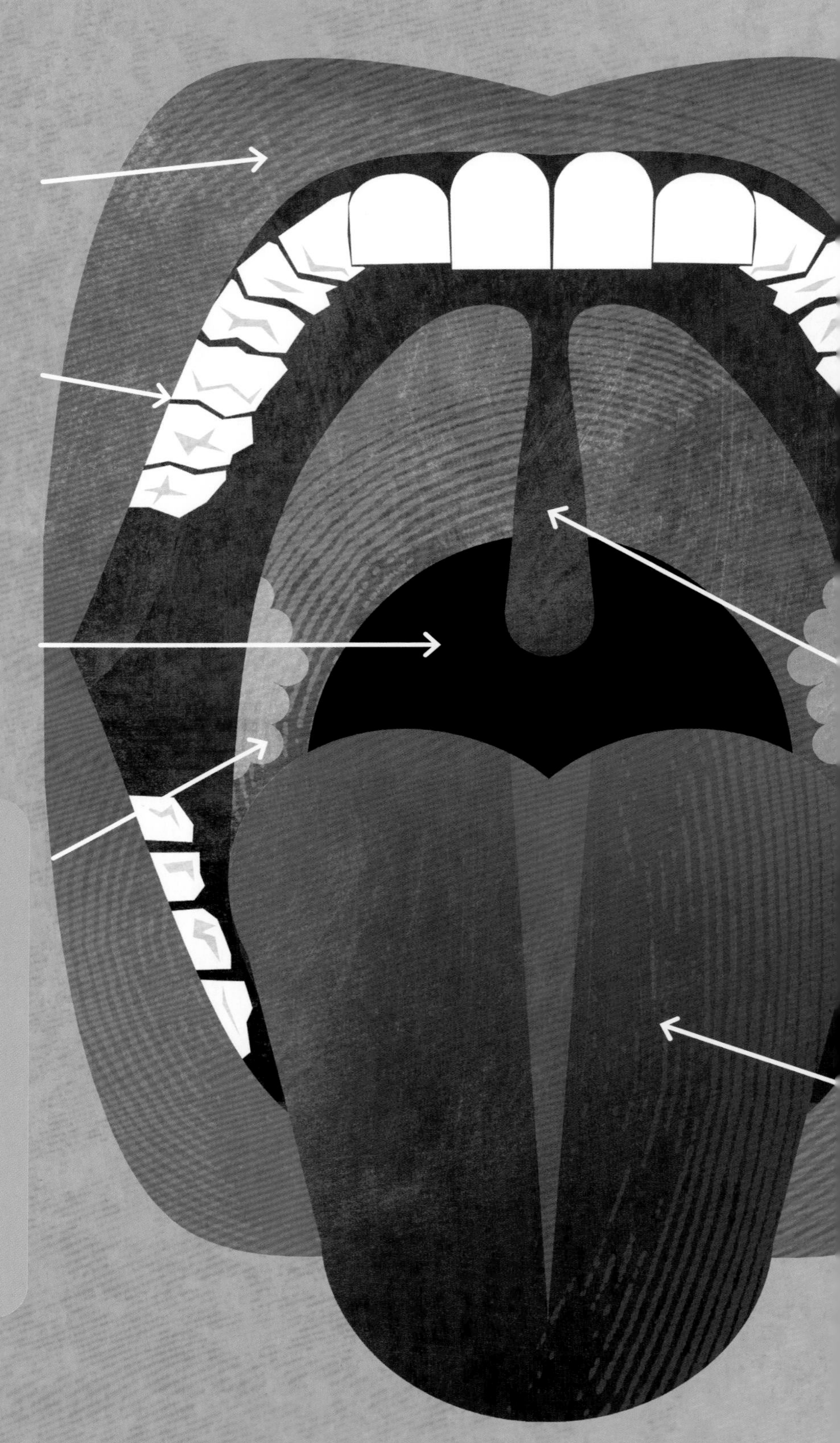

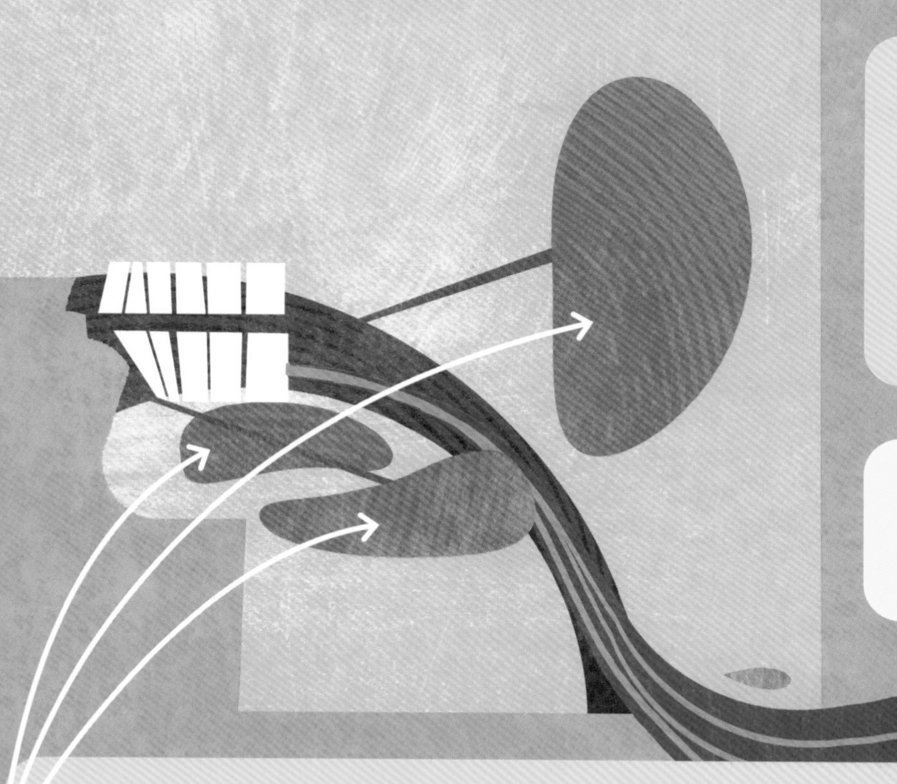

你的唾液腺每天分泌多达 1.5 升唾液。根据估算，一个人一生分泌的唾液加起来足可装满 200 个浴缸。

腺体是体内能够分泌化学物质的器官。

唾液腺

你有三对大唾液腺和无数小唾液腺。唾液几乎全部是水，其余部分富含酶（大多为具有特殊功能的蛋白质）。你的唾液中酶的作用是，当食物还在你嘴巴里的时候，它就开始分解其中的糖分。

悬雍垂

耷拉下来的部分，悬雍垂（即腭垂，俗称“小舌”或“吊钟”）——没有人确知它的用途，但它似乎是嘴巴里的“挡泥板”。它引导你口中的食物进入喉咙（当你吃东西时突然咳起来，它会阻止食物喷入你的鼻腔）。它也可能在说话时起到一些作用——尽管科学家们大多认为，这只是因为我们是唯一具有它的动物而已！

舌头

舌头主要是由肌肉组成的，并具有味觉这一特别重要的功能。舌头的职能之一是，当你咀嚼的时候，它帮助食物在嘴里移动，而且帮助你把你不想吞咽下去的哪怕是最小的食物颗粒挑出来，比如一根鱼刺，或是包裹在巧克力饼干上的那么一丁点儿锡纸碎屑。它还能够使你说话。理想状况是，不要嘴里一边吃着东西一边说话。

牙齿的克星

婴儿和幼儿在生长乳牙（即乳齿）期间会经历各种不舒适的状况，结果过不了几年，这些乳牙便又全部脱落了。

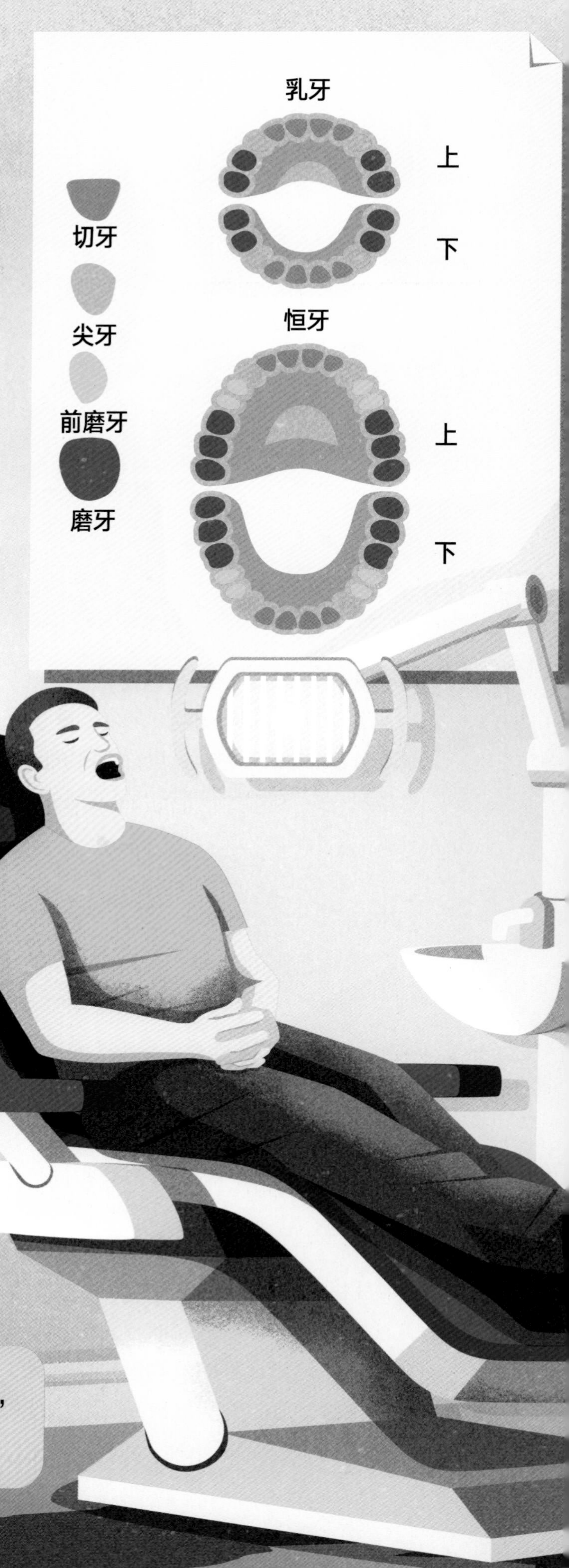

你准知道换牙的实际感受。你坐在课堂上无聊至极，忍不住要用舌头去戳戳那颗摇摇晃晃的牙齿。然后，突然一下它就掉了出来，你左右邻桌的同学则发出了厌恶的嘘声。

但这是一准儿要发生的事。当你一天天地长大，你需要更大一些的牙齿。你还需要更多的牙齿。在你 10 岁之前，你有 20 颗牙齿：

- 8 颗平平的、锋利的切牙。它们用于切掉一块三明治或饼干，或是切下一大段芹菜茎（这是你父母的梦想）。
- 4 颗尖尖的牙齿，被称作尖牙。它们帮助你撕咬和咀嚼食物。
- 8 颗用于咀嚼和碾磨的磨牙。
- 成年人还有 8 颗前磨牙（它们也能咀嚼）。它们通常在你 10—12 岁的时候才长出来。成年人还有 4 颗额外的磨牙。最后长出来的磨牙被称作智齿，智齿一般要等到你至少 17 岁的时候才开始长，实际上它们并不能担保你变得更有智慧。

人类的咬合力挺强的，不过相比猩猩还是差了些，猩猩的咬合力是人类的五倍还要多。

关于牙齿，很多东西比你光凭肉眼看到的要多得多。

牙齿外面白色的东西被称作珐琅质（即牙釉质）。这是你整个身体里最坚硬的物质。

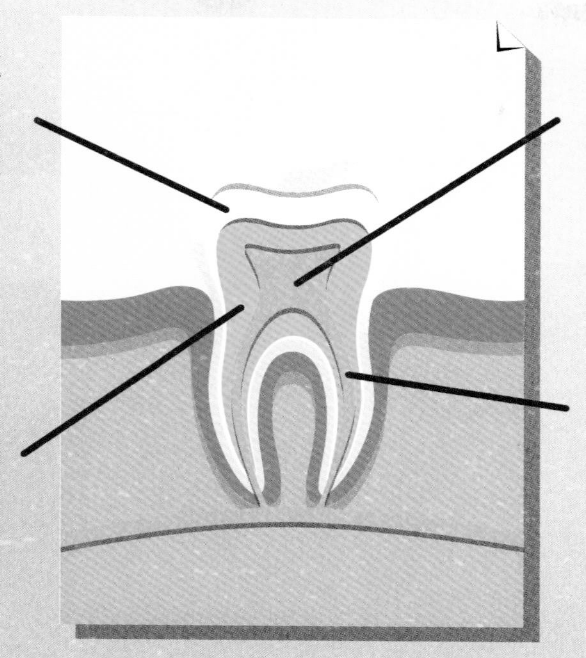

在齿质里面的是牙髓。在牙髓里，你可以发现血管与神经。

珐琅质下面的是齿质（即牙本质或象牙质），它也很硬（但不如珐琅质那么硬）。一颗牙齿主要由齿质组成。

你的牙齿的根（即牙根）固着在上、下颌骨的骨头里面。

蛀牙

还记得我前面说过的唾液分解食物里的糖分吗？嗯，糖！我们人类爱糖，生活在我们嘴里的细菌也爱糖。它们狼吞虎咽地吃着糖，在这一过程中它们会释放出很多酸。这些酸会在我们的牙齿上留下很多小洞洞（即龋洞，又称蛀牙）。

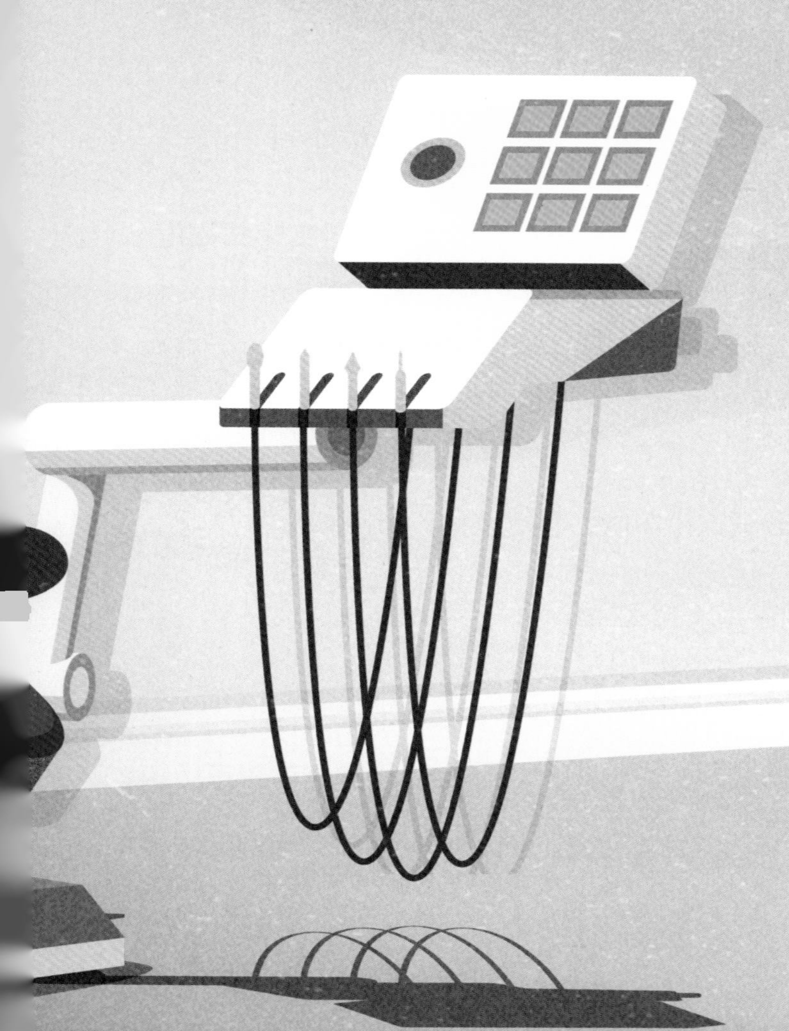

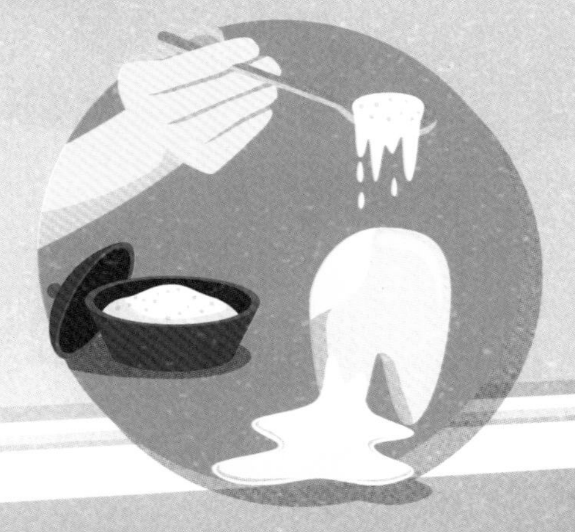

你可以通过经常刷牙、少吃零食、喝水而不喝含糖饮料，来预防蛀牙。

味觉：辣椒为什么那么辣

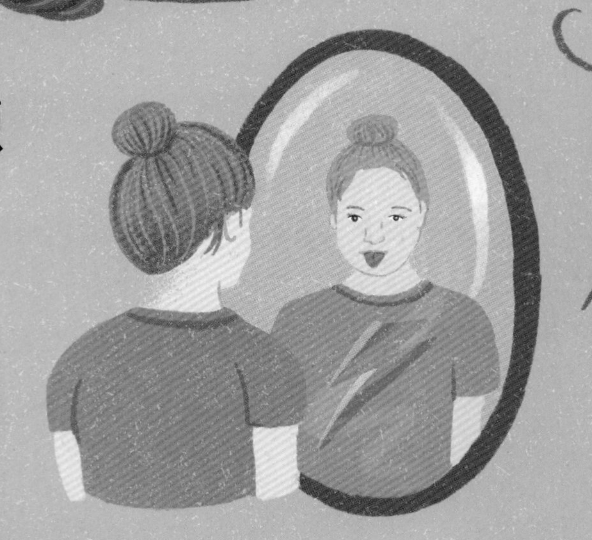

那面镜子还在你身边吗？如果还在的话，去站到镜子前面，伸出你的舌头，仔细看一下。

你能看到的舌头表面那些小小的凸起叫作舌乳头，舌乳头的上皮中含有一团团的味蕾。味蕾是你的味觉感受器所在的地方。

味觉告诉你什么东西能往下咽，什么东西不该吃……味觉分为五大类：

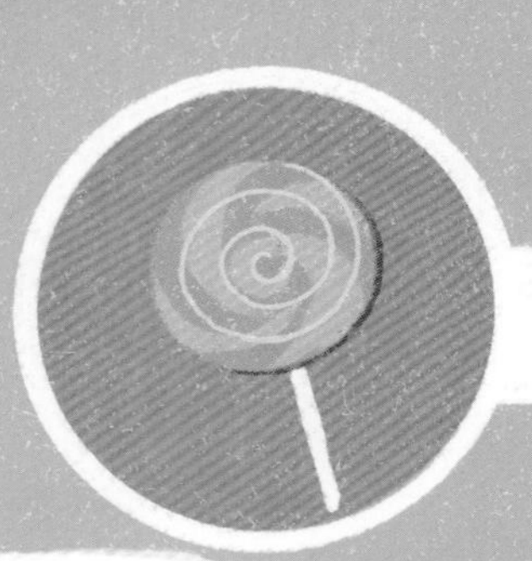

甜味——糖。

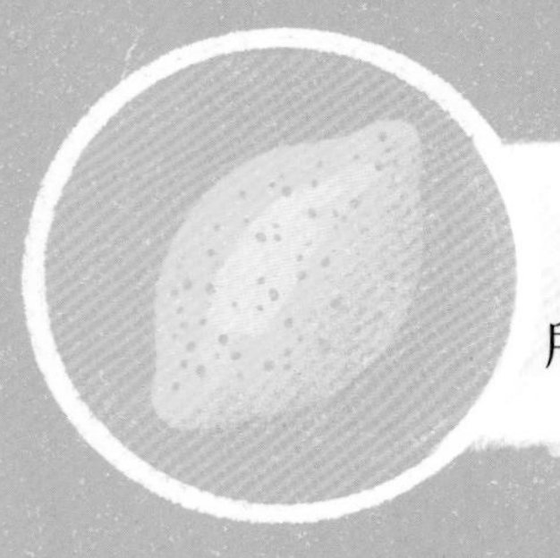

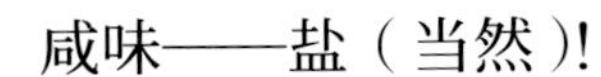

咸味——盐（当然）!

酸味——各种酸性物质，比如水果里所含的东西（说明维生素 C 的存在）。

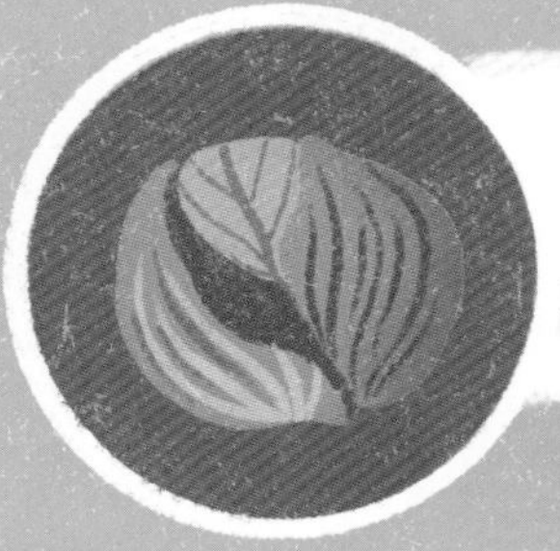

苦味——很多化学物质产生苦味，包括一些天然毒素。不过一些药品也发苦。

鲜味——这种好吃的味道来自肉类，也来自味噌（即日式大豆酱，由大豆加工而成）和西红柿。

一些科学家认为，我们还能品出以下几种味道：

- 水味
- 脂肪味
- 淀粉味（比如面包的味道）

你知道为什么辣椒那么辣吗？

那种辣感实际上并不是一种味觉。除了味觉受体之外，你的舌头上还含有对高温敏感的痛感受体。辣椒中含有被称作辣椒素的物质，而辣椒素刚好会刺激你的痛感受体，令你的大脑认为你的嘴巴正被烫伤。实际上，这只是一个陷阱。是的，我们总是被植物欺骗和捉弄！

科学家们认为，辣椒生有辣椒素是一种防卫武器："不要来吃我，否则我会让你感到你的嘴巴在着火！"尽管对大多数哺乳动物来说，这一招挺管用，但在对付人类上却一直收效甚微，我们中很多人变得尤其喜欢吃热辣的食物。

开头讨论的那五种味觉是所有科学家们都接受的实际存在的味觉。

鲜味是最晚加入这五种味觉的。这是个日语词汇，意思是"美味"。最初，这是从日本很流行的一种叫作"出汁"的鱼汤料（即日式高汤）里发现的。这种汤料由两种初看起来不是很美味的东西（海藻和木鱼花）制作而成，但当我们食用它的时候，却十分喜欢这种味道。

辣椒的辣度是用斯科维尔指标（用它的制定者威尔伯·斯科维尔的名字命名的）来度量的。下面是几种不同辣椒的辣度测量数据：

- 灯笼椒（即甜椒）：50—100 单位
- 墨西哥辣椒：2 500—5 000 单位
- 卡罗来纳死神辣椒：220 万单位

你没看错。卡罗来纳死神辣椒超级辣，但这阻挡不了一些人食用它，当然通常是在吃辣椒比赛中才看得到。食用后结果可能会很糟糕——头晕、呕吐、十分痛苦的胃痛。我觉得我还是吃墨西哥辣椒算了，您饶了我吧。

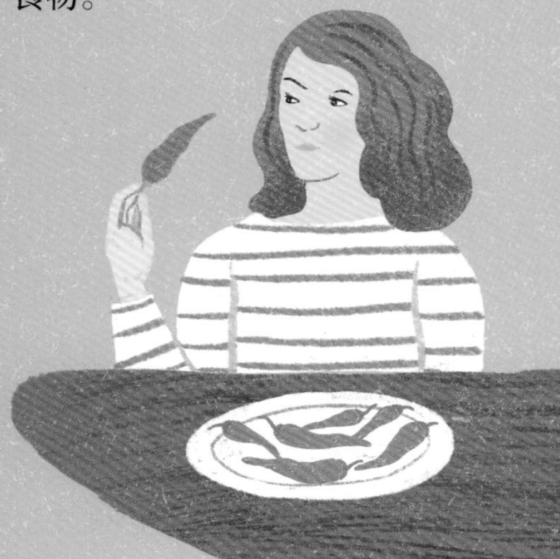

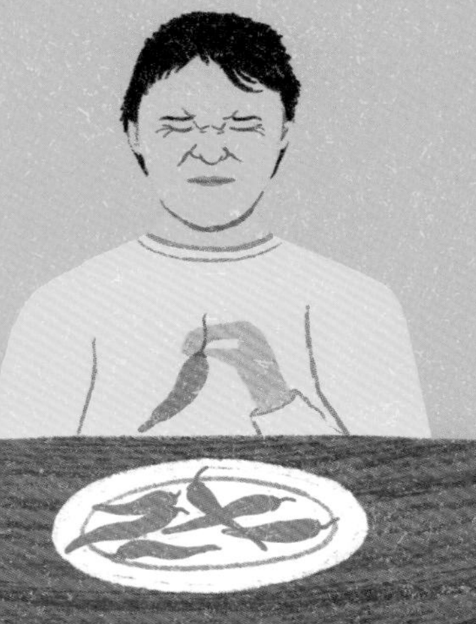

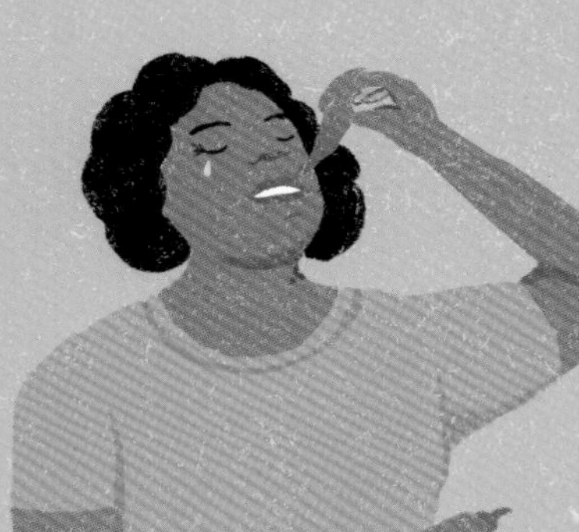

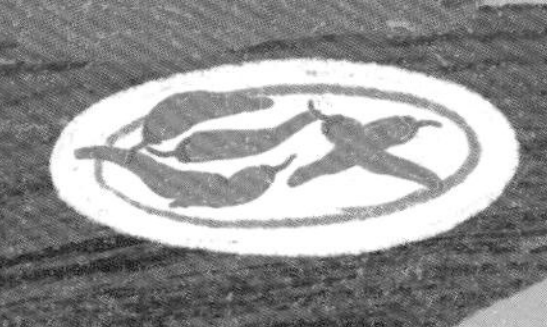

吞咽，还是流口水

下面问你一个问题：你每天大约会干 2 000 次的事，也是每隔 30 秒就会干的一件事，你知道是什么吗？

吞咽

你必须经常吞咽。如果不这样的话，你每天分泌的 1 升多唾液便会很快充满你的口腔。可是，有时候我们会吞下我们不该吞咽的东西。不只是小朋友会干这种事，大人们也会干。

你听说过伊桑巴德·金德姆·布鲁内尔这个人吗？我希望你听说过他，因为他是世界上有史以来最伟大的工程师之一。但是在 1843 年春天，他因为一件颇为尴尬的事情登上了英国报纸的头条……

被玩砸了的戏法

布鲁内尔当时正在忙着建造“大不列颠号”蒸汽船，这是当时世界上最大的一艘商船。有一天，他在工作间隙休息的时候，给他的孩子们变个戏法逗乐。然而，事情并没有完全按照计划进行。

布鲁内尔在舌头底下藏了一枚金币，在变戏法中间的时候，他不小心把金币吞了下去，金币卡在了气管的底部。尽管他没有感觉到疼痛，但是他知道如果金币哪怕稍微再移动那么一丁点儿的话，他就有可能被噎死。

在接下来的几天里，布鲁内尔、他的朋友们、他的同事们、他的家人们和医生们试尽了所有能想到的办法，试图把那枚金币弄出来，包括用力拍打他的背部，抓住他的脚脖子把他头朝下倒挂起来，并使劲地摇晃他。布鲁内尔还设计了一套装置把自己倒挂起来左右大幅摇摆，但所有这些都无济于事。

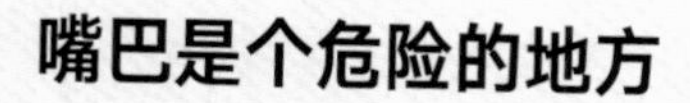

嘴巴是个危险的地方

很快，人人都在谈论布鲁内尔的困境。各种各样的建议从英国各地，甚至于从海外，蜂拥而来。一位名叫本杰明·布罗迪的著名医生试图采用气管切开术。没有麻醉（一种止痛的强大技术，但当时在英国还没有使用），布罗迪在布鲁内尔的喉咙上切开了一个口，试图把金币取出来。然而，布鲁内尔没法呼吸了，由于他窒息得太厉害，布罗迪不得不放弃这一手术。

然后，在布鲁内尔吞咽金币六周之后，他再次试了自己设计的“倒挂着荡秋千”的办法。这次竟然成功了！而且金币瞬间就掉了下来，滚过地板。他的朋友、家人和同事们都欣喜若狂。毫无疑问，布鲁内尔也十分高兴。他在余生之中安然无恙，从未因这次事故受到任何并发症的困扰。据大家所知，他再也没有往嘴里放过硬币。

我之所以讲这些，是为了说明嘴巴是个危险的地方，人类比其他任何哺乳动物更容易被噎死。更加糟糕的是，我们倾向于把各种奇怪的东西放进嘴里……

杰克逊和他收集的体内异物

切瓦利尔・奎肖特・杰克逊是一位美国医生，他生于 1865 年，卒于 1958 年。他对通过吞咽或呼吸进入人体的物体（即体内异物或外来物体）十分着迷。

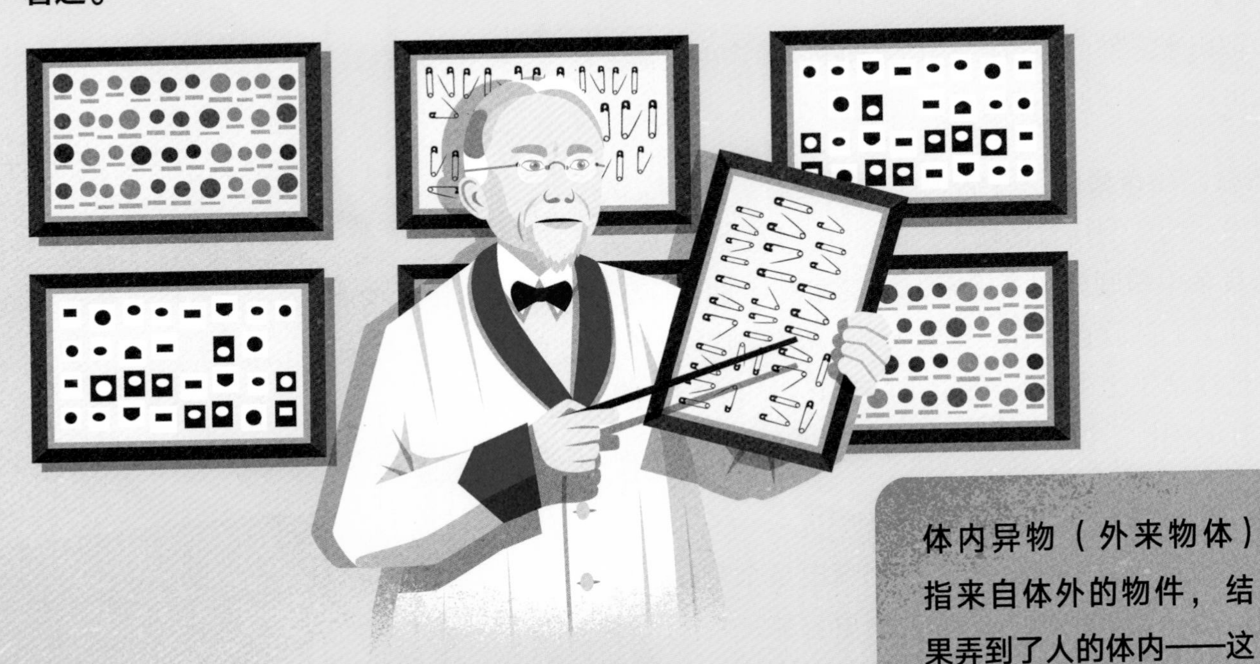

体内异物（外来物体）指来自体外的物件，结果弄到了人的体内——这是它们本来不应该待的地方。

杰克逊设计了各种各样的小工具和技术去探取这些物体。在 70 多年的行医生涯中，他收集了 2 374 件体内异物。在美国费城的穆特博物馆里，你可以见到这些惊人的收藏品。信不信由你，这些体内异物收藏品包括：

- 手表
- 一串念珠
- 迷你望远镜
- 小挂锁
- 玩具小号
- 一整串的肉串
- 几把小勺子（即汤匙或调羹）
- 暖气片钥匙
- 扑克筹码
- 刻有“戴着我行好运”的大纪念章

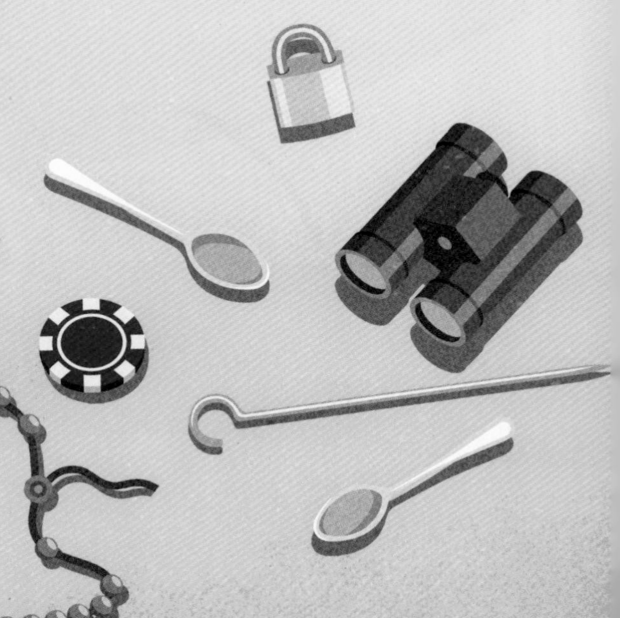

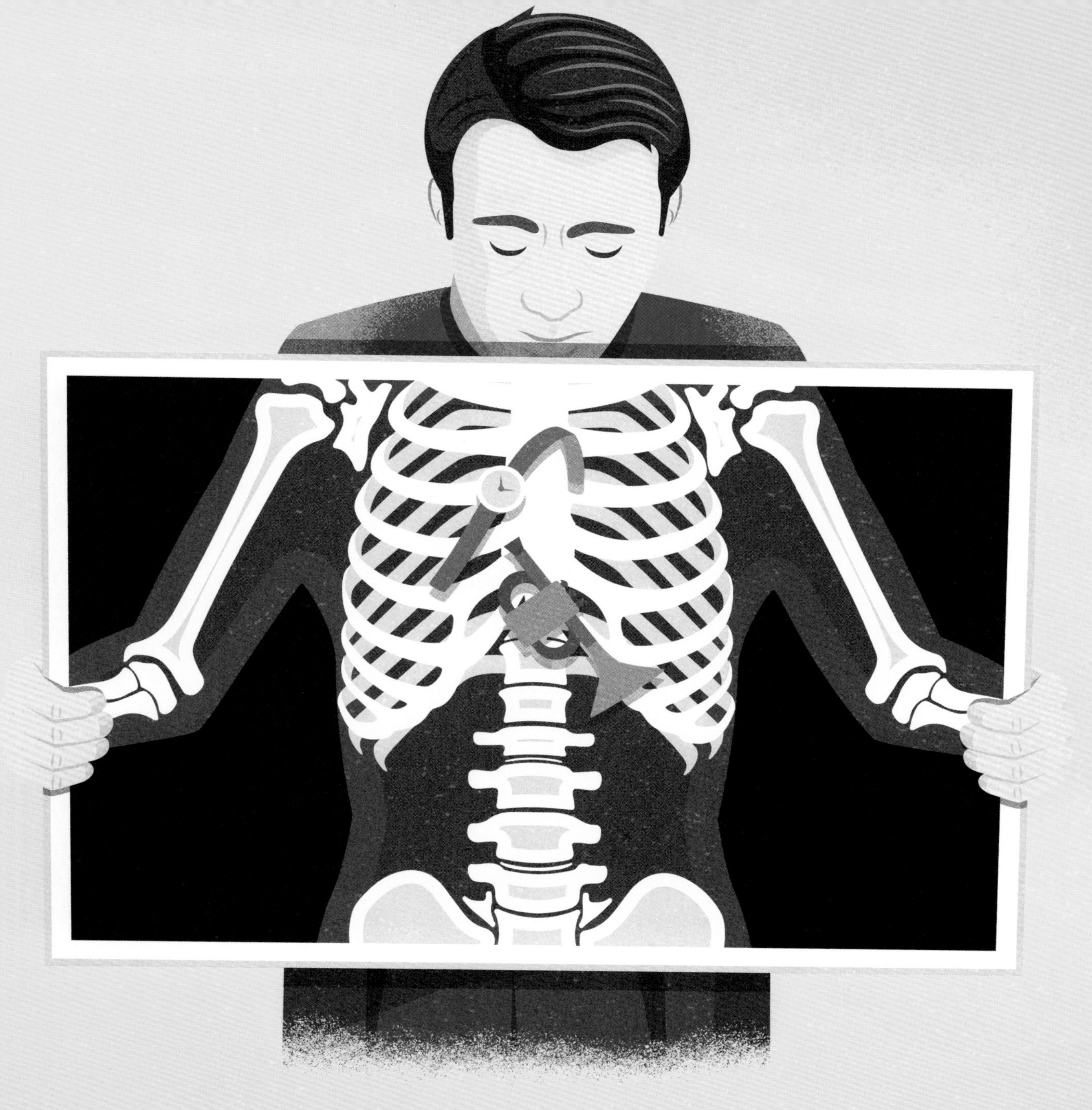

据说，杰克逊并不是一个很好相处的人。然而，他确实记载了自己曾诊治过一位小姑娘，并从这位姑娘的喉咙里取出了一个灰色团块——或许是食物，或许是坏死的身体组织。团块堵在那里使她好几天不能吞食东西。

在他取出那个团块之后，护士递给小姑娘一杯水，她小心翼翼地啜了一口，水流了下去。受此鼓励，小姑娘接着又喝了一大口水。杰克逊记载道："她轻轻地移开了护士手中的水杯，捧着我的手，亲吻了它。"在无数次从病人喉咙里取出异物的经历中，这一次似乎是唯一让他受到感动的一次！

杰克逊拯救了无数生命，并教导其他医生拯救了更多的、不计其数的患者。但是，如今几乎没有人听说过他。不过，至少你现在已经知道他了。好了，现在放下你手里的那个玩具小号吧。

说话：你的喉咙是一件乐器

谁是你们班上最大的话匣子？我们都知道有些人比其他人更喜欢说话。然而，让我们任何人哪怕是说出一个单词来，都需要大量的协调配合：

- 空气得在完美的时刻，以一连串微小的爆发方式，从肺里挤出来。
- 舌头、牙齿和嘴唇必须控制住那些微小的空气爆发，以使它们从你的嘴里出来时，听起来像是词，而不是咕噜声。

我们不是仅有个发达的大脑便能说话（并且能被人理解）。黑猩猩也相当聪明，但是它们不能说话的一个原因是，它们无法把舌头和嘴唇弄成可以发出复杂声音的形状来。

这需要很长时间才能学会怎么做。甚至于两三岁的孩子即便知道想用哪一个字，但要想正确地说出来，还得费一点儿劲。这也是为什么他们说话听起来很可爱（或是令人沮丧，这就取决于你是谁啦）。

说话能力中的明星角色是喉部，因为它基本上是个盒子，每一边 3—4 厘米长。这个盒子周围有：

- 9 块软骨
- 6 条肌肉
- 8 根韧带，包括 2 根声韧带

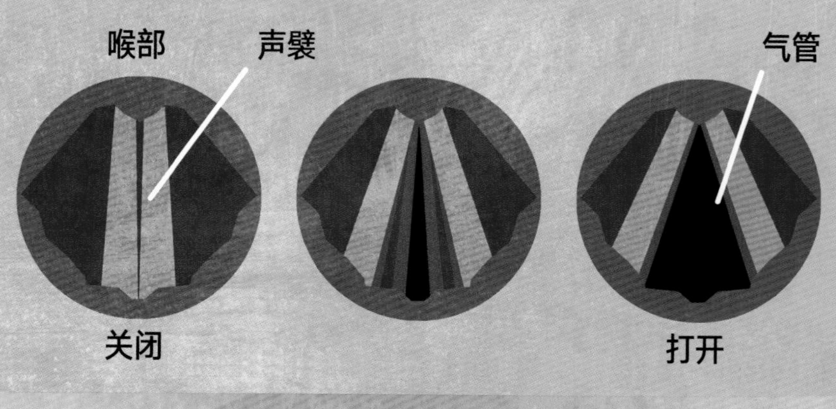

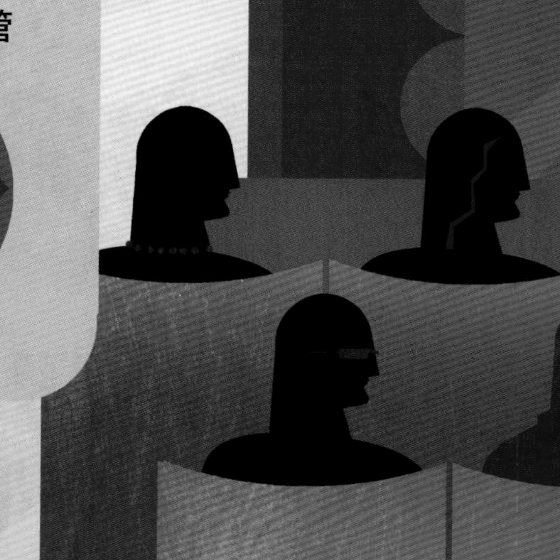

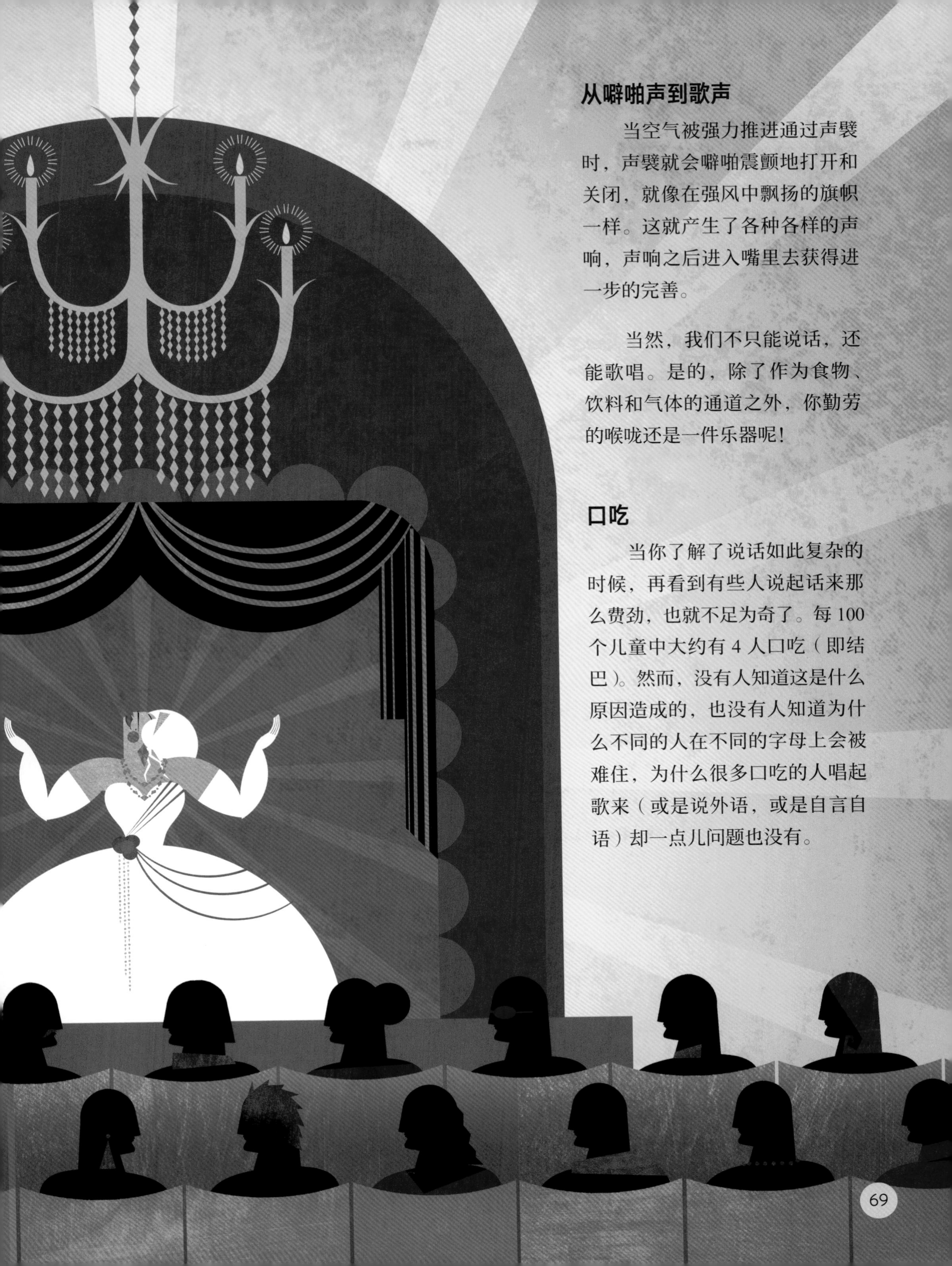

从噼啪声到歌声

当空气被强力推进通过声襞时，声襞就会噼啪震颤地打开和关闭，就像在强风中飘扬的旗帜一样。这就产生了各种各样的声响，声响之后进入嘴里去获得进一步的完善。

当然，我们不只能说话，还能歌唱。是的，除了作为食物、饮料和气体的通道之外，你勤劳的喉咙还是一件乐器呢！

口吃

当你了解了说话如此复杂的时候，再看到有些人说起话来那么费劲，也就不足为奇了。每 100 个儿童中大约有 4 人口吃（即结巴）。然而，没有人知道这是什么原因造成的，也没有人知道为什么不同的人在不同的字母上会被难住，为什么很多口吃的人唱起歌来（或是说外语，或是自言自语）却一点儿问题也没有。

当你呼吸时……

我们知道喉咙担负着“风洞”的角色，但是我们还没有看到你是怎么呼吸的。也许你认为这是很明显的事。然而，正如你身体各部分的通常情形，越是仔细观察，就会发现它们变得越发奇特……

在肺里面，支气管分成更细的管，被称作细支气管。在细支气管的末端是数百万个葡萄状的肺泡，它们被极小的血管包围着。

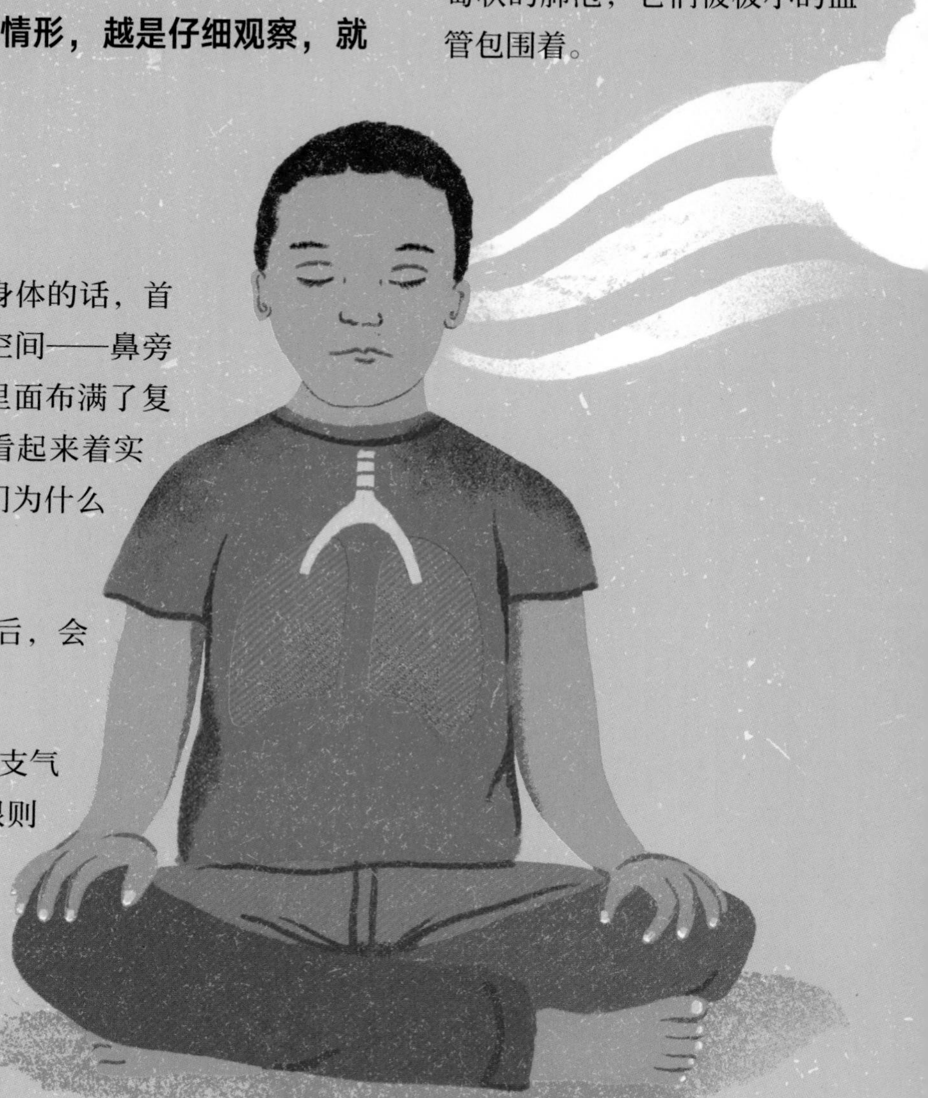

空气进来……

如果空气通过鼻子进入你的身体的话，首先，它将通过你头部最为神秘的空间——鼻旁窦。鼻旁窦是一些含气的空腔，里面布满了复杂的骨骼网络。毫无疑问，它们看起来着实令人印象深刻。如果你要问我它们为什么会存在于此，我还真没法回答你！

空气通过口腔或鼻子进来之后，会向下进入气管。

气管分成两根小管子，被称作支气管。一根支气管通往左肺，另一根则通往右肺。

每天你大约呼吸 25 000 次。每次呼吸时，你会吸进大约 2.5×10^{21}（即 2 500 000 000 000 000 000 000）个氧分子。

突然，你感到鼻子有点痒……阿嚏！你刚释放了一大片喷嚏飞沫，你周边约 8 米范围内的人都逃不脱它们。这很容易就殃及全班同学了。

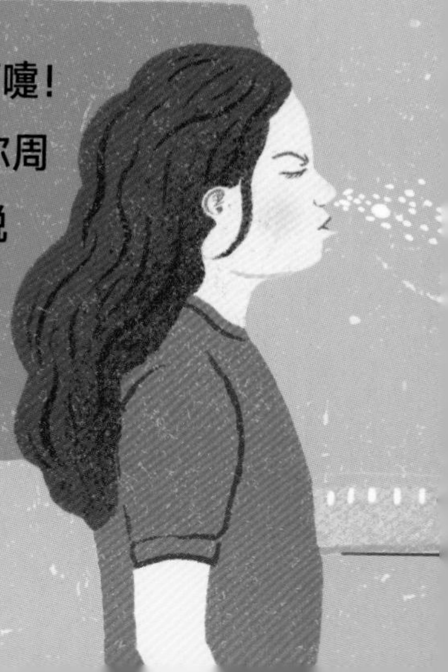

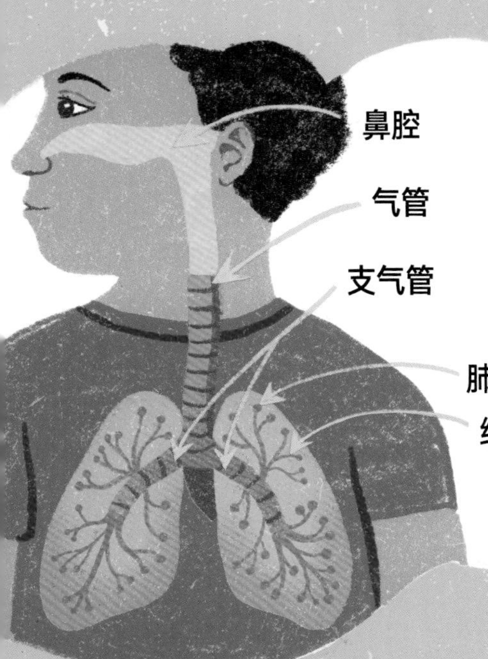

氧气通过肺泡壁进入血管。二氧化碳废气反向而行，从血液里进入肺泡，然后你将它呼出去。

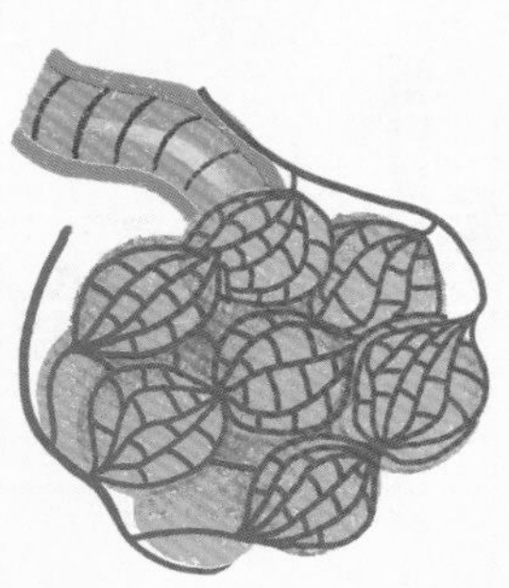

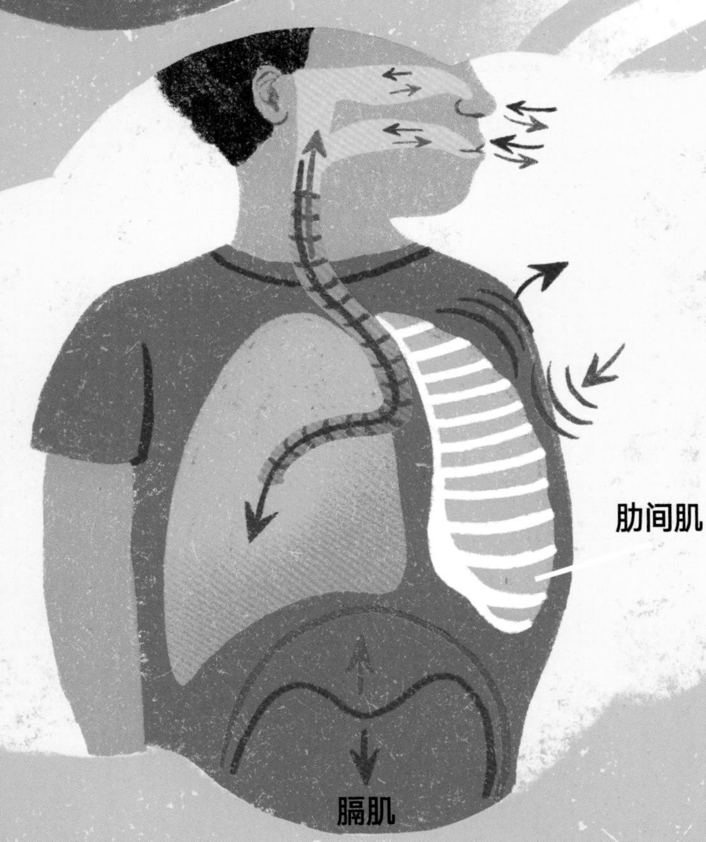

你的肺并不吸光你吸入的空气中的全部氧气。你吸入的空气中含21% 的氧气（以及 0.03% 的二氧化碳）。你呼出的气体中则含 16% 的氧气（和 4% 的二氧化碳）。

当你吸气时……

你的膈肌（位于你肺部正下方的一块很强壮的肌肉）向下移动。同时，你肋骨之间的肌肉（被称作肋间肌）将你的肋骨往上及往外推动。当你的胸腔扩大的时候，便将空气吸进来。

当你呼气时……

你的膈肌与肋间肌放松。随着你胸腔空间的缩小，气体被迫离开你的肺部。

别屏住呼吸！

我们人类在屏住呼吸方面是很差劲的。我们的肺部能够容纳大约 6 升空气，但通常我们一次仅能呼吸大约半升空气。

人类自愿屏住呼吸最长时间的纪录是西班牙人阿列克谢·赛格拉·文德尔创造的，他于 2016 年 2 月在巴塞罗那的一个游泳池里屏住呼吸长达 24 分 3 秒（编注：2021 年 3 月，克罗地亚人布迪米尔·布达·索巴特在水下憋气长达 24 分 37 秒，创造了新的世界纪录）。然而，那是在他先呼吸了一阵子的纯氧，然后在他屏住呼吸时躺在游泳池里一动也不动的情况下。尽管 24 分钟听起来给人的印象很深，但是海豹对此却不以为然。有些海豹能在水下待上两个小时。

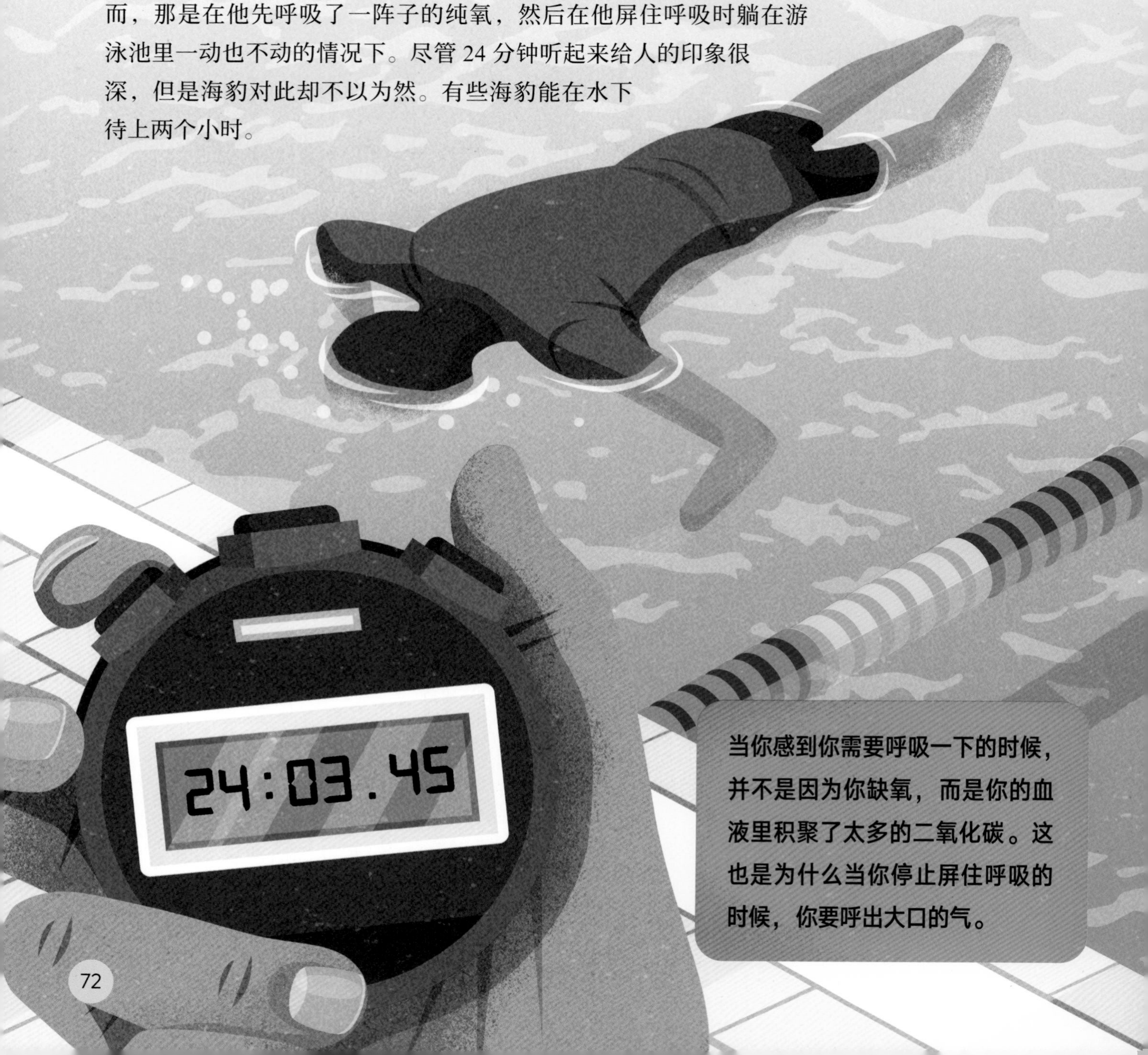

24:03.45

当你感到你需要呼吸一下的时候，并不是因为你缺氧，而是你的血液里积聚了太多的二氧化碳。这也是为什么当你停止屏住呼吸的时候，你要呼出大口的气。

哮喘

世界上大约有 3 亿人罹患哮喘。哮喘在儿童中比在成年人里更常见。在平均 30 个孩子的一个班级里，可能有 5 个孩子患哮喘病。

什么是哮喘？

当哮喘发病时，肺的气道变窄，患者竭力想吸进空气或呼出气体（尤其是呼出去）。

什么引起了哮喘？

按照伦敦卫生与热带医学院的哮喘专家尼尔·皮尔斯教授的说法：

你大概以为哮喘是尘螨或是猫、化学物质、抽烟的烟雾、空气污染引起的。我研究哮喘长达 30 年，我得出的主要结论是：几乎所有被人们认为是引发哮喘的东西，都不是真正引发哮喘的原因。如果你已经是哮喘病患者，它们可能会引起哮喘发作，但它们本身并不是造成哮喘的原因。对引发哮喘的主要原因，我们所知甚少。对于哮喘的预防，我们束手无策。

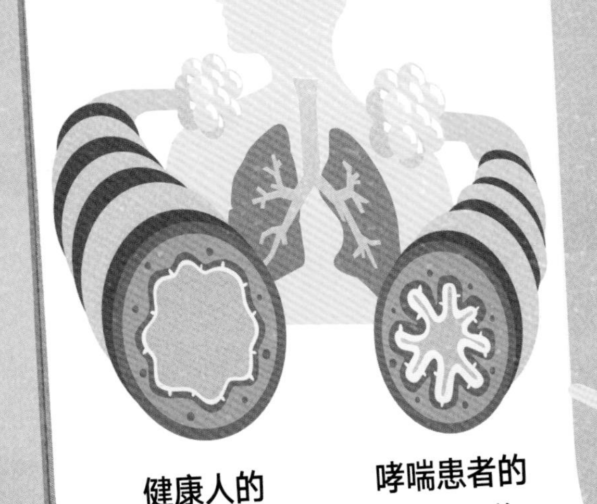

患哮喘病最常见的年龄是 13 岁左右。

哮喘确实令医生们难以理解。尽管我们通常认为是我们所吸入的东西引发哮喘，然而有些患者，只要把他们的双脚放进冰水桶里，他们的哮喘便会立即停止。

神秘的睡眠

睡眠是我们所做的最神秘的一件事。我们生命的三分之一时间都在睡大觉，我们也知道睡眠对我们来说是至关重要的；然而，我们并不了解我们究竟为什么要睡眠。

显然，睡眠不只是休息那么简单的事，即使是冬眠也取代不了睡眠。一个冬眠的动物是没有意识的，它对一切都毫无感知。但是，即便它在冬眠期间，每天依然需要几个小时的常规睡眠。

那么，什么是睡眠？

每天夜里我们会一而再再而三地经过睡眠周期的各个阶段。对小朋友们来说，每一周期持续 45 分钟到一个小时。成年人的睡眠周期大约一个半小时。

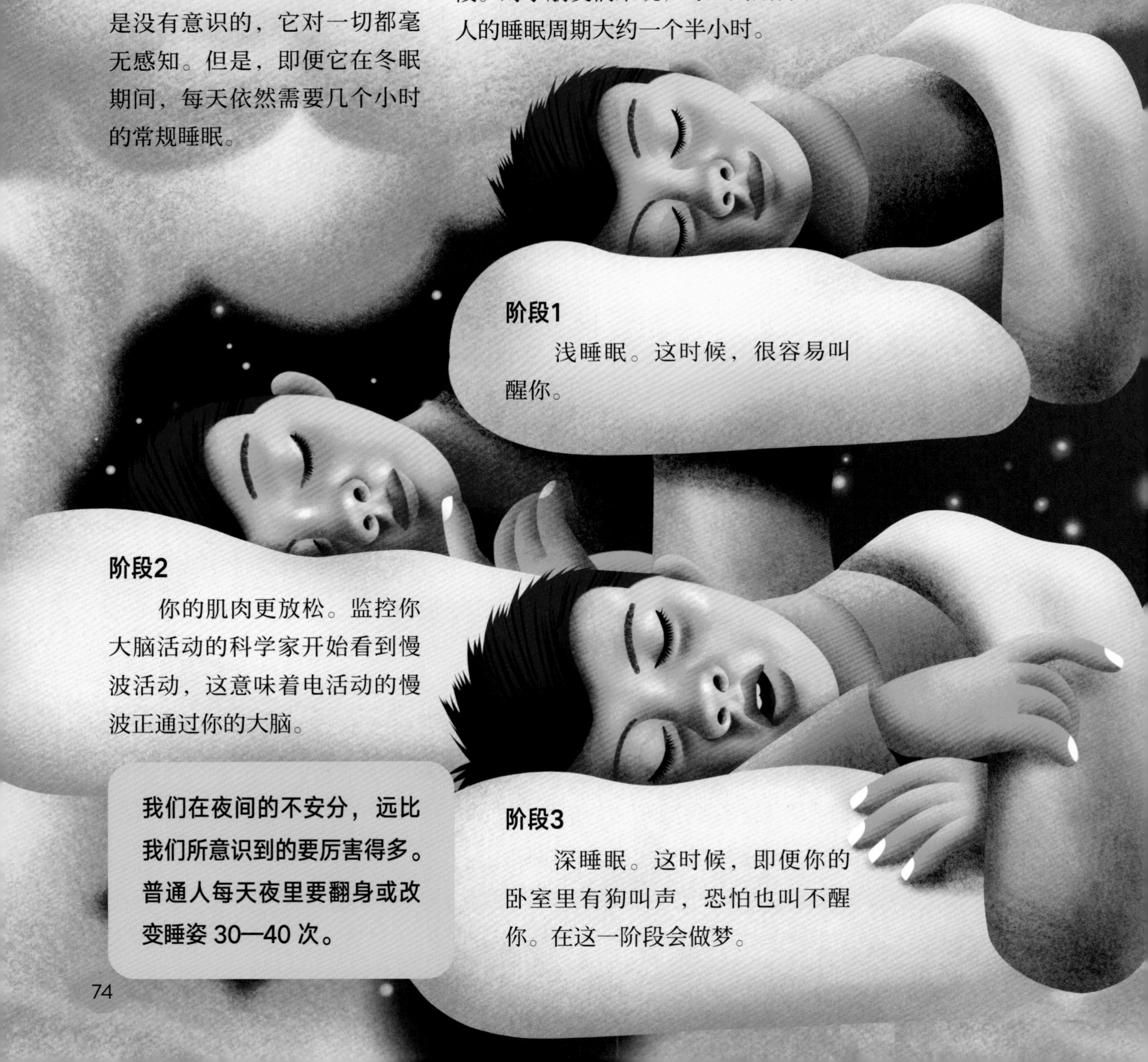

阶段1

浅睡眠。这时候，很容易叫醒你。

阶段2

你的肌肉更放松。监控你大脑活动的科学家开始看到慢波活动，这意味着电活动的慢波正通过你的大脑。

阶段3

深睡眠。这时候，即便你的卧室里有狗叫声，恐怕也叫不醒你。在这一阶段会做梦。

我们在夜间的不安分，远比我们所意识到的要厉害得多。普通人每天夜里要翻身或改变睡姿 30—40 次。

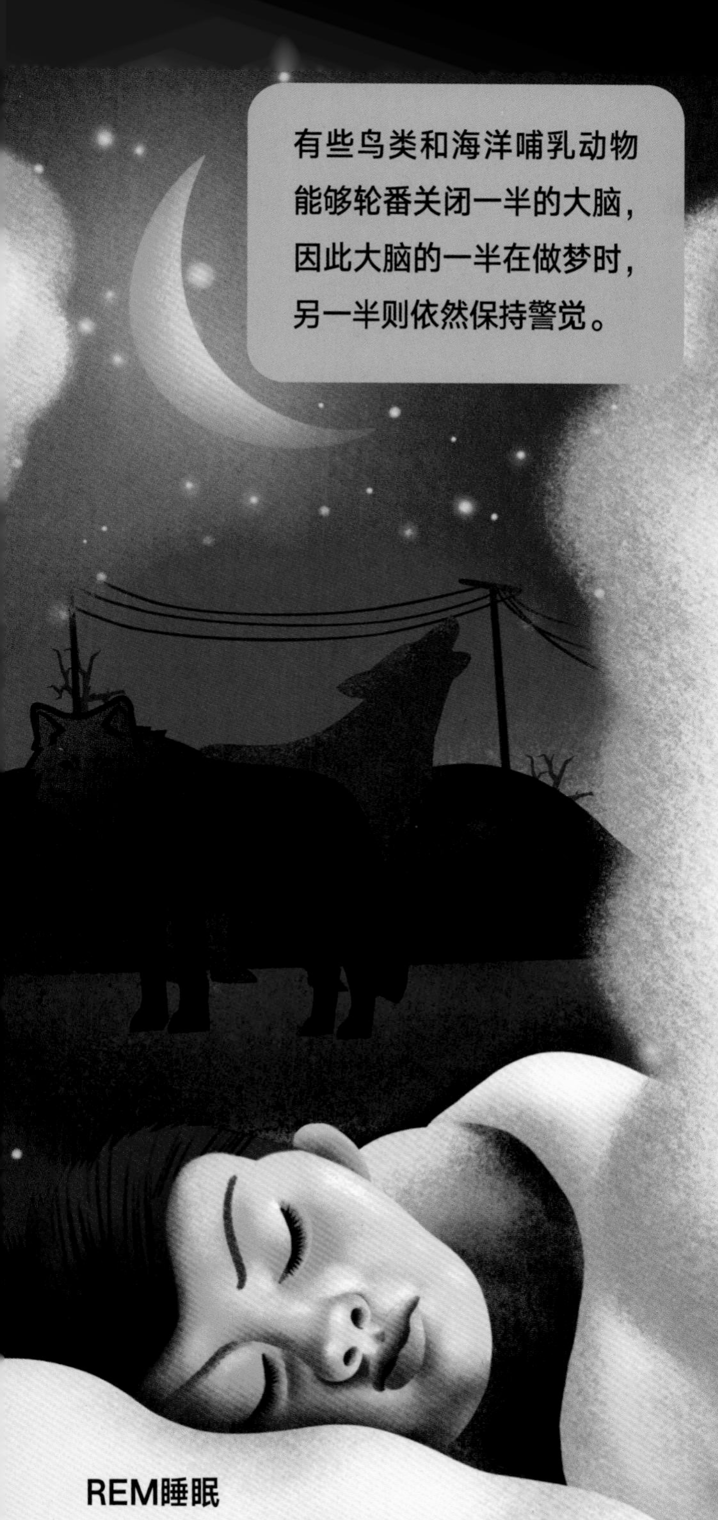

有些鸟类和海洋哺乳动物能够轮番关闭一半的大脑，因此大脑的一半在做梦时，另一半则依然保持警觉。

你一定在做梦！

为什么在 REM 睡眠阶段我们的眼睛会动？一种观点认为我们在“观察”自己的梦。有些梦很有趣，有些梦会很吓人。但是最近的研究显示，这些噩梦是有目的的：它们使我们清醒时不那么恐惧。科学家们认为，噩梦好似一种虚拟现实（英文缩写 VR）游戏，训练你们去应对各种困境——从一群向你冲来的野兽到你们老师发火时的愤怒——无论哪一种，看起来都很可怕。

婴儿和幼儿每天夜晚的 REM 睡眠时间，要比成年人多很多个小时。事实上，他们花很多很多时间睡觉，就是这样。到了 3 岁时，一个儿童之前的生命中，花在睡觉上的时间多于其清醒的时间。因此，科学家们认为：睡眠（尤其是 REM 睡眠）对大脑的健康发育必定是非常重要的。

英国国家医疗服务体系对儿童每天睡眠时间的推荐如下：

- 3—5 岁幼儿：10—13 小时，包括小睡
- 6—12 岁少儿：9—12 小时
- 13—18 岁青少年：8—10 小时

REM睡眠

REM 是快速眼动的英文（Rapid Eye Movement）首字母大写。你大部分的梦境发生在快速眼动睡眠阶段。在这一阶段结束之后，你的睡眠周期再度重复，从第一阶段重新开始。

帮助你提高睡眠质量的诀窍：

- 在卧室里不要使用电子设备。
- 保持卧室的黑暗和安静。
- 如果窗帘透光的话，请问问家长能否更换厚一些的窗帘。
- 室内空调的温度调节在 16—20 摄氏度之间。

流向肺部的血液
含氧较少

右心房

右心室

跳动的心脏

心脏有一项工作要做，对绝大多数人来说，它干得特别棒：跳动。

事实上，如果你的心脏想显摆一下它的工作干得如何漂亮的话，那会是相当容易的。它每秒钟跳动一次多一点儿，相当于每天跳动大约 10 万次，也就是说，一个人一生中心脏跳动可多达 35 亿次。

这些跳动是足够强大的泵动，可以将你身上的血液喷出 3 米开外。每小时，你的心脏泵出大约 260 升血液。你的身体一天用的血液量，比一辆汽车一年所用的汽油量还要大……

你的心脏干着所有上述工作，但它只有一个葡萄柚那么大。

心脏分为四腔：两个心房和两个心室。血液通过两个心房（拉丁名词的意思是“进入房间”）进入心脏，并通过两个心室（拉丁名词的意思是“室”）离开心脏。

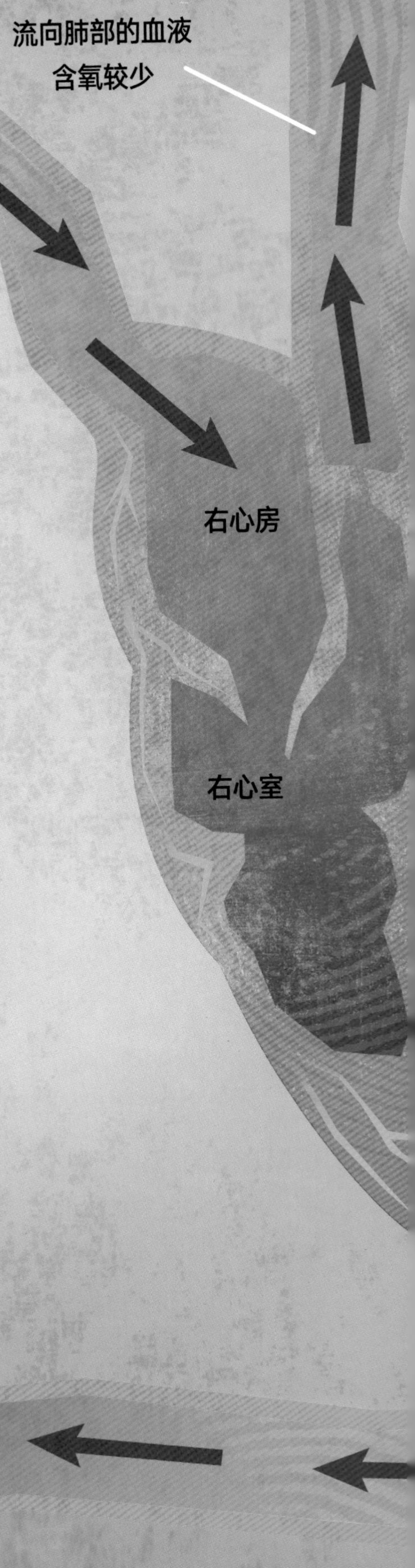

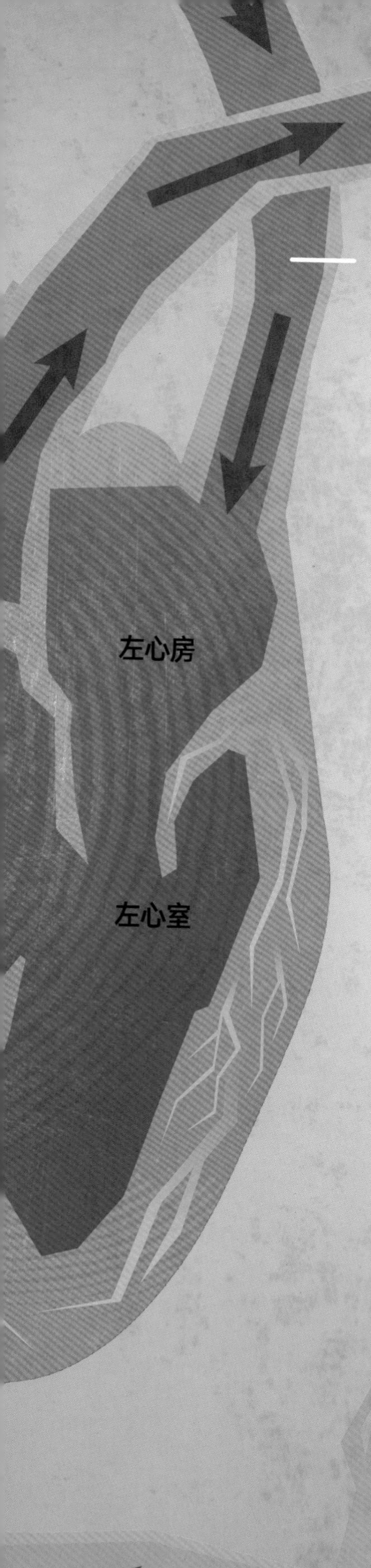

来自肺部的血液
含氧丰富

血液通过静脉从身体各处回到心脏，进入右心房并被泵入右心室。然后，这些血液被泵入肺部释放其中的二氧化碳并采集氧气。

血液然后从肺部回到心脏，进入左心房并被泵入左心室。左心室把这些血液泵入动脉，在体内循环。

左心房

左心室

每次心跳有两个阶段：

- 收缩期——这时候心肌收缩，心脏将血液泵出
- 舒张期——此时心脏放松，并再次充满血液

你的血压是这两个阶段之间的差异。比方说，你的血压是120/80。这意味着120是你血管的最高压力（当心脏泵出的血液通过时），80则是你血管的最低压力（当心脏放松时）。

血管

- **血管中的血液主要是在心脏的驱动下流动的。把血液从心脏送到身体各部分去的血管叫作动脉。**
- **静脉是将血液从身体各部分送回心脏的血管。**

动脉和静脉血管相对较粗。为了覆盖身体的每一个部位，我们还有很多从动脉和静脉血管分出来的、非常细小的毛细血管。正是这些毛细血管把氧气送往细胞，并把细胞里面的二氧化碳带走。

治愈心脏

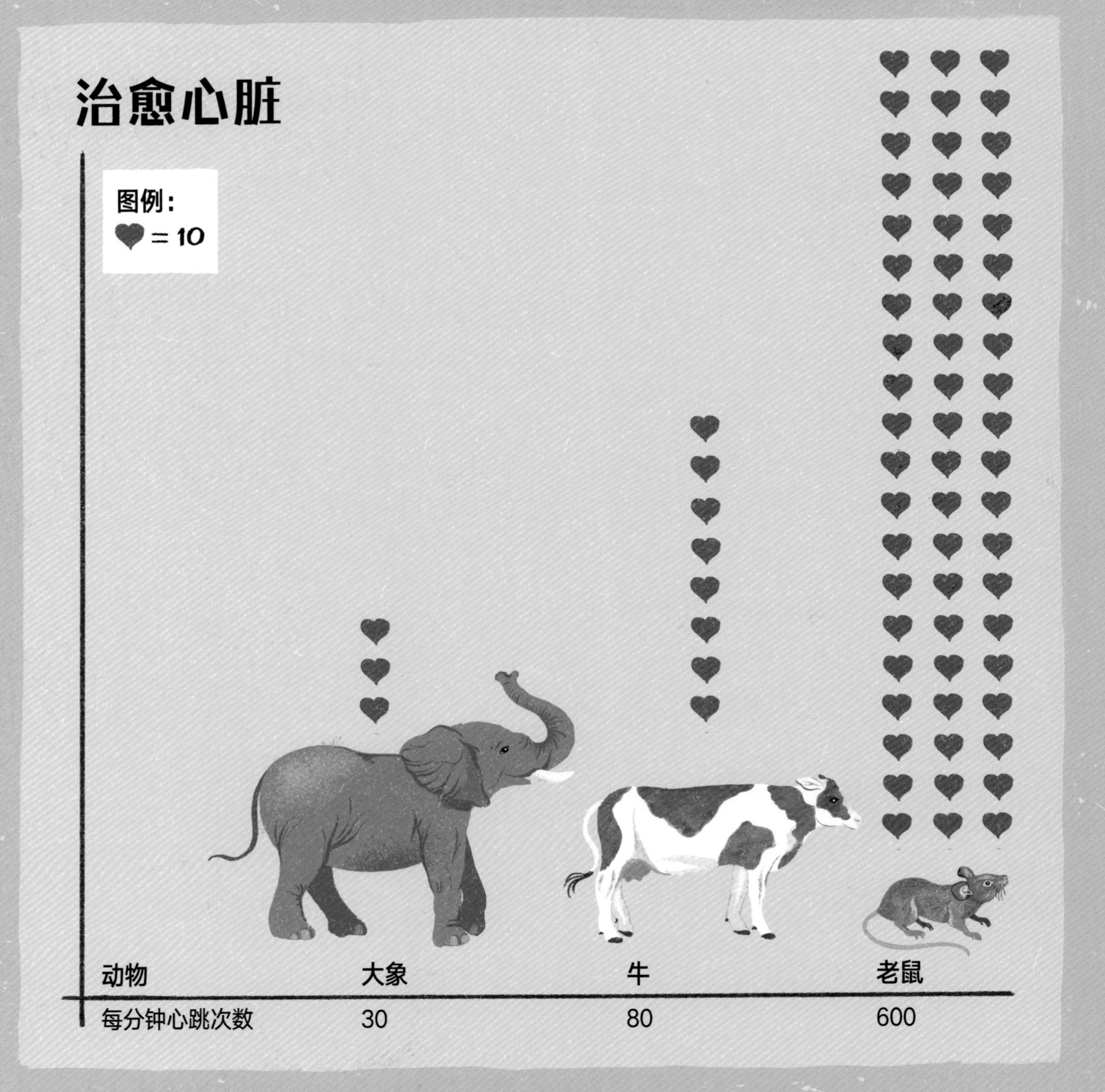

心率

虽然不同的哺乳动物的心率十分不同，但一个稍微令人毛骨悚然的事实是：它们在平均寿命的一生中，心跳的总次数均为大约 8 亿次。也就是说，除了我们人类之外，所有其他哺乳动物都是如此。我们在 25 岁前后就超过了 8 亿次的心跳指标——而且，如果足够幸运的话，我们会保持心脏继续跳动大约 50 年之久，其间又跳动了 16 亿次左右。

为了达成上述目标，有些人的心脏需要得到一些帮助。有些人需要服用药物，而有些人则需要做心脏手术，才能解决问题。现代心脏医学发展的整个过程，包含着一些极不寻常的故事。

沃纳·福斯曼

1929 年，福斯曼还是一位初出茅庐的年轻医生，他好奇地想：是否有可能将一根很细的塑料管导入心脏？完全不知道会发生什么事，他往自己手臂的静脉血管里插进去一根细管。他一直将细管往前推进，直到细管的一头进入了心脏。（编注：危险动作，请勿模仿！）此时，他想到应该证实一下他刚才究竟干了些什么，因此他镇静地走到医院的另一处去拍 X 光片——在这整个过程中，那根细管还留在他的心脏里！福斯曼的这一招最终改变了心脏手术的方式。

约翰·吉本

20 世纪 30 年代，吉本着手建造一台在心脏手术进行期间能够给患者血液里添加氧气的机器。为此，他需要知道体内深处血管能够扩张的程度（以允许更多的血液通过），以及这些血管能够收缩的程度（以允许较少的血液通过）。作为他研究工作的一部分，他把一只体温计插入自己的肛门，并吞进一根直入胃里的管子，然后往胃管里加冰水，让冰水进入胃部，看看结果如何。（编注：危险动作，请勿模仿！）经过 20 多年的工作（其间他又英勇地吞下了大量冰水），他终于在 1953 年成功发明了世界上第一台“心肺机”！

克里斯蒂安·巴纳德

巴纳德曾是南非开普敦的一名外科医生。1967 年，他带领一个医生团队做了第一例人的心脏移植手术。死于车祸的一位女人的心脏，被移植到了一位名叫路易斯·瓦什卡斯基的 54 岁男人的胸腔。仅仅 18 天之后，瓦什卡斯基就去世了。然而，自那以来，心脏移植手术程序得以不断改进、越来越好，现在每年要做大约 4 000 例心脏移植手术。换了新的心脏后，这些病人得以延长寿命平均达 15 年之多。

下一步干什么？

捐赠给需要心脏移植患者的心脏，被称作供体心脏。然而，供体心脏总是供不应求。有些科学家认为，这个问题的答案在于使用动物心脏做替代品。2022 年，一位名叫大卫·贝内特的 57 岁男子成为世界上首位接受猪心脏移植的患者。手术前，科学家们对猪的供体心脏的 DNA 进行了适当的调整，使得贝内特的体内免疫系统能够接受它。不幸的是，患者在手术两个月之后就去世了。医生们认为，其后在猪心脏内所发现的一种病毒，可能才是患者死亡的原因。

血液，光荣的血液

如果一个人病得很重，你怎么办？这听起来令人惊恐，但在过去的话，就是在病人身上切个口子放血。

当然，今天我们不会再这么干了。然而，这种古怪的想法在过去相当长的时间里被视为医学智慧。放血不仅被认为能够治病，而且能够舒缓一个人的紧张或焦虑情绪。对此，每个人都曾深信不疑，包括欧洲的皇室成员。

- 普鲁士国王弗里德里希二世（编注：1740—1786 年在位）在战斗前会用放血来缓解他紧张的神经。
- 放血碗（用来接血的容器）被当作传家宝代代相传！

然而，没人能够像下面这位一样，对放血竟如此地痴迷……

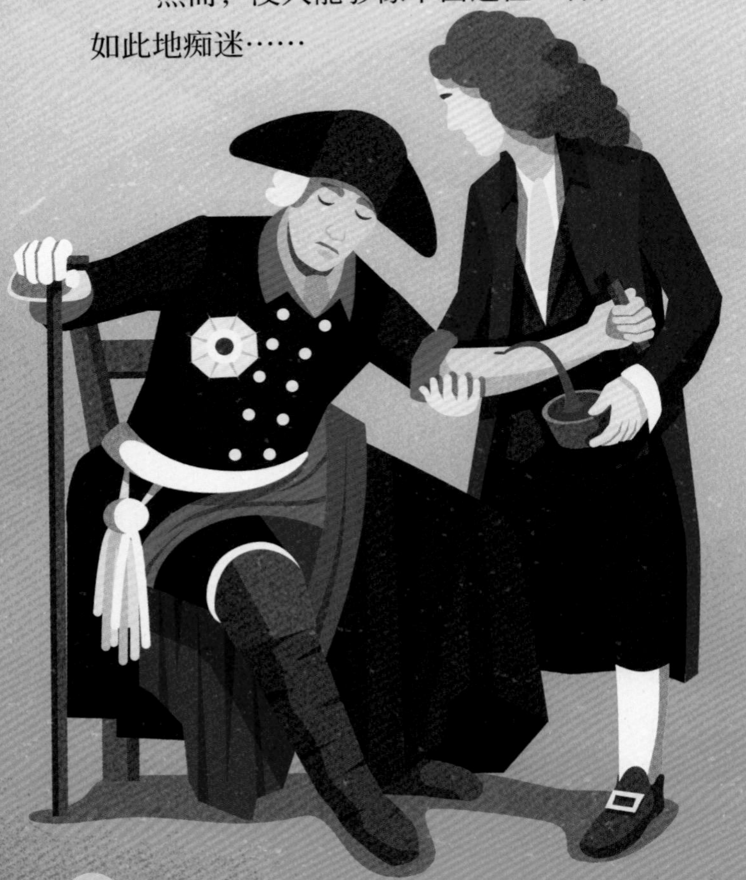

放血王子

最有名的放血医生是 18 世纪的一个名叫本杰明·拉什（又称放血王子）的美国人。他相信所有的病都是血液过热引起的，并认为放血可以使血液冷却下来。他是放血疗法的极度狂热者，曾一次从他的病人受害者身上放出多达 4 品脱（约 2 升）的血。有时候，他一天会给他们放 2 或 3 次血。

不幸的是，他相信：

- 人身上的血液量大约是实际上存在的两倍之多。
- 他可以放掉人体内 80% 的血，而不至于造成任何不良后果。

我认为你能够自己算一算……

然而，他继续这么干。在费城的一次黄热病流行期间，他替数百名病人受害者放血，并坚信他因此而挽救了其中的很多人。实际上，远非是他挽救了这些人，而是他所干的没有把他们全都害死而已。

1813 年，拉什 67 岁时，发了一场烧。一直不见痊愈之际，他恳请他的医生们给他放血，医生们按照他的吩咐做了。结果他就死了。

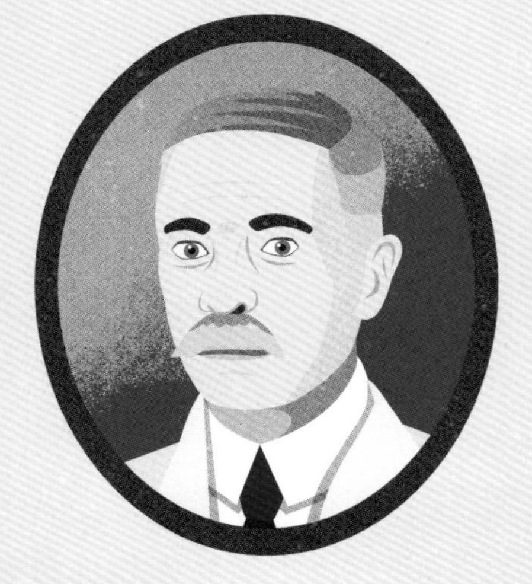

直到1900年前后，医生们才开始对血液有了更加现代的理解。这是从维也纳一位名叫卡尔·兰德施泰纳的年轻医学研究人员的一项发现开始的。

兰德施泰纳注意到，当来自不同人体的血液混合在一起时会产生凝块（这很糟糕），但有时候又不凝块（这很好）。在仔细观察了哪些混合血液样本凝块，以及哪些样本不凝块之后，他确定存在着三种主要的血型，现在我们知道它们分别是A型、B型和O型。

兰德施泰纳实验室里的另外两位科学家意识到，还存在着另一种血型：AB型。

血型的运作原理是这样的：

- 所有血细胞的内部结构都是相同的，但A型血的人其血液细胞表面有“A”蛋白质。B型血的人其血液细胞表面有“B”蛋白质。AB型血的人其血液细胞表面既有“A”蛋白质又有“B”蛋白质。O型血的人其血液细胞表面这两种蛋白质都没有。
- 你体内的免疫系统知道你的血液细胞表面应该有哪一种类型的蛋白质。如果它发现了陌生的蛋白质（即来自另一种血型的蛋白质），它便攻击这些细胞，这便形成了凝块。

不同血型的发现，解释了为什么先前的输血经常会失败：因为献血者的血型与接受输血者的血型不同。这是极为重要的发现。

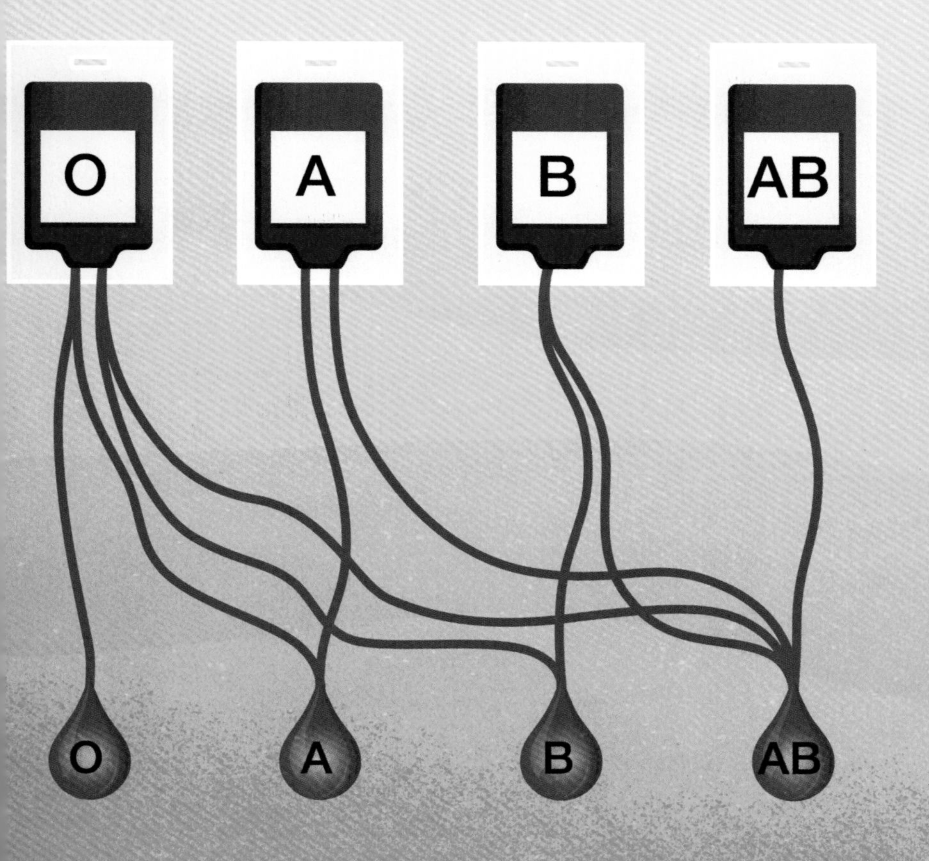

医生们意识到：

- A型血的人可以安全地为A型或AB型血的人献血，但不能给B型血的人献血。
- B型血的人可以安全地为B型或AB型血的人献血，但不能给A型血的人献血。
- AB型血的人只能为AB型血的人献血。
- O型血的人可以为所有血型的人献血。正因为如此，他们被称为通用型献血者（又称全适供血者）。

血的事实

我们都知道血液为我们身上的细胞输送氧气，但它所做的远比这多得多。它还：

- 运输激素（我们体内的信使分子——我们稍后再谈），以及其他至关重要的化学物质。
- 带走废物。
- 运输免疫细胞和免疫分子，以追踪和消灭危险的入侵者（即病原体）。
- 确保氧气抵达身体最需要它的部位（比如当你奔跑时，氧气能抵达你的腿部肌肉）。
- 帮助调节你的体温，使你不至于太冷或太热。

血红蛋白是一种英勇的蛋白质，但具有极端危险的黑暗欲望：特别喜欢与一氧化碳为伍。如果哪里有一氧化碳的话，血红蛋白就会将它们掠取，像高峰时段的列车把拥挤的乘客塞在一起似的，而把氧气留在月台上。这就是一氧化碳会毒死人的原因——因为有了一氧化碳之后，人就得不到足够的氧气在体内循环。

血液有四个主要的组成部分……

名称：红细胞

占血液成分的40%左右

一汤匙的人体血液含有大约 250 亿个红细胞，而且它们只有一项工作：输送氧气。它们用一种叫血红蛋白的蛋白质将氧气送到身体的各个部位。每个红细胞存活大约 4 个月，在这期间，它在你体内往来穿梭大约 15 万次，在它“筋疲力尽”、不能继续下去之前，完成大约 100 英里（约 161 千米）的旅程。

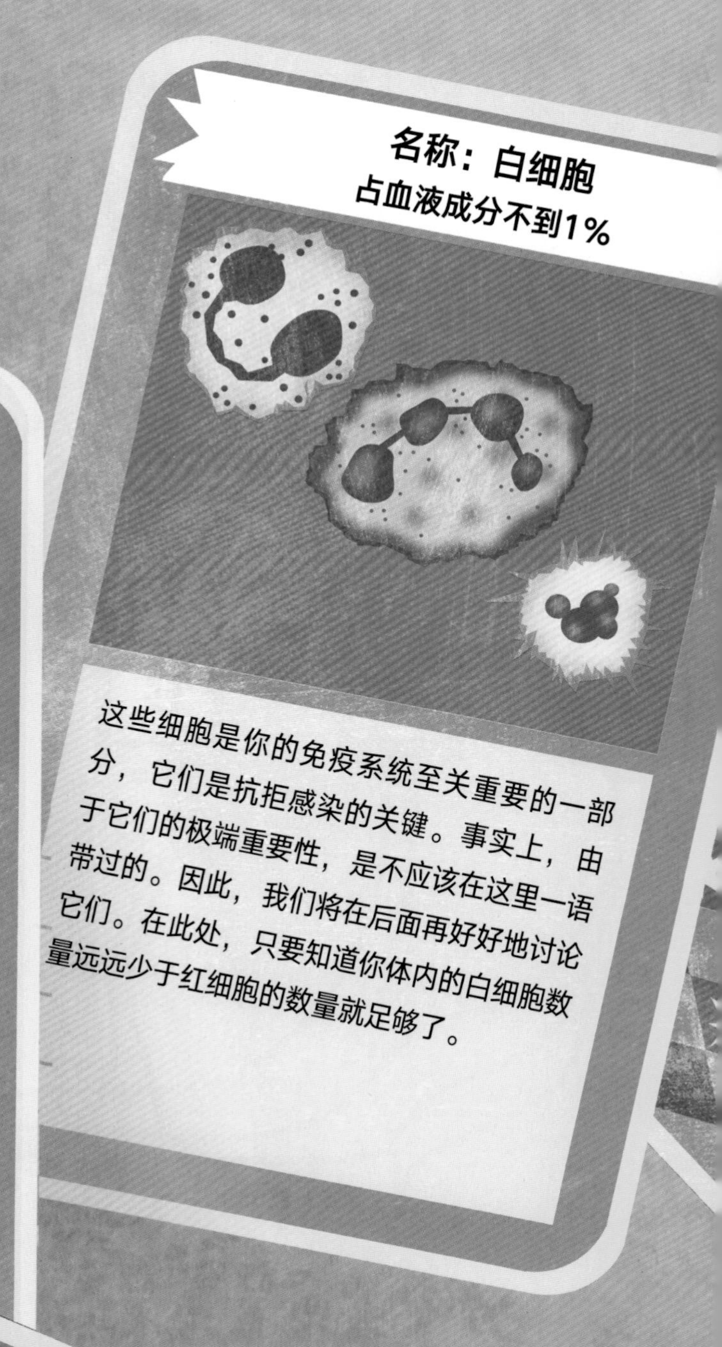

名称：血小板
占血液成分不到1%

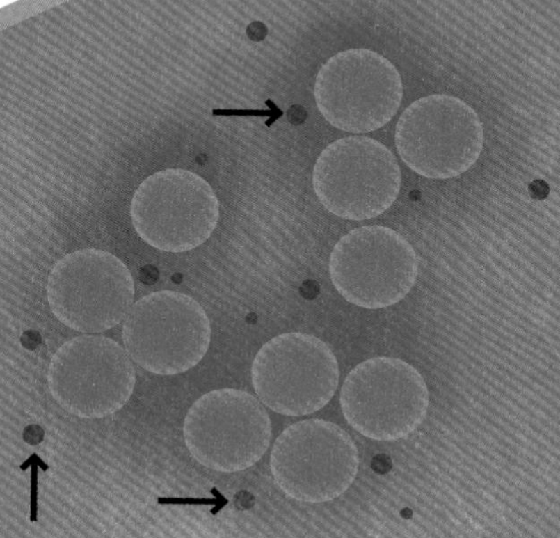

血小板的主要功能之一是控制血液凝固。比方说，你一不小心把胳膊肘子蹭到墙上，擦破了一点儿皮。哎哟，还好不严重。你体内的血小板则不会如此地放松、不当回事。数以百万计的血小板会顿时齐聚在伤口（对了，只是擦痕而已）周围。同时，你血液里的一种蛋白质也转化成一种更加坚固的纤维蛋白。血小板与纤维蛋白一起形成栓塞，使伤口愈合起来，结成痂。这就 1）阻止血液外渗，而且 2）总是忍不住想去挠（但最好不要去挠）。

名称：血浆
占血液成分的55%—60%

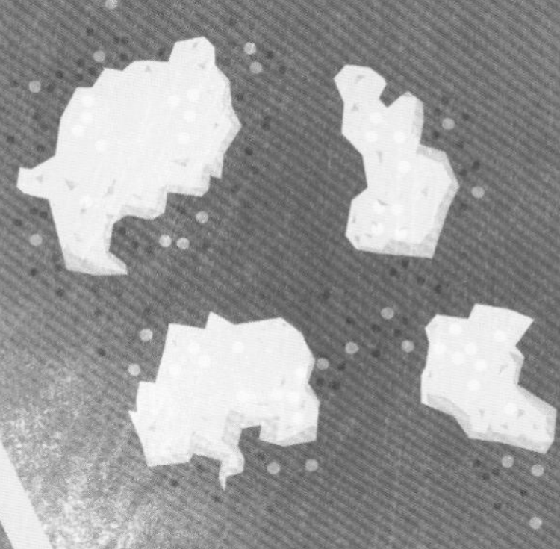

血浆 90% 是水，但是它也包含一些至关重要的东西，包括帮助血液凝固的蛋白质。

为什么你的粪便是褐色的？主要是因为你体内的红细胞分解后生成的胆红素随着粪便被排了出去。

周游全身的激素

埋藏在你大脑深部、位于你眼睛后方，有一个黄豆大小的腺体，这就是垂体。垂体也许看起来很小，但它的影响却极大（名副其实的）。

美国奥尔顿市的罗伯特·瓦德罗是有史以来世上个头儿最高的人。他是个羞涩但快乐的人，8 岁时就比他中等身材的父亲的个子还要高，到了 12 岁时已身高约 2.11 米，高中毕业时身高蹿到近 2.44 米。当他 22 岁去世时，他的身高达到约 2.74 米。（他的死因并不是疯长的身高所致，而是始于他腿部的感染引起的病变。）瓦德罗深受大家喜爱，尽管他早在 1940 年就去世了，他家乡的人们至今仍把他视为名人。

垂体的缺陷造成了瓦德罗身高的无限制增长，因为它控制了太多的东西。它的功能之一是合成生长激素，它正是干着顾名思义的事——然而，瓦德罗的体内还不止这一方面不正常。

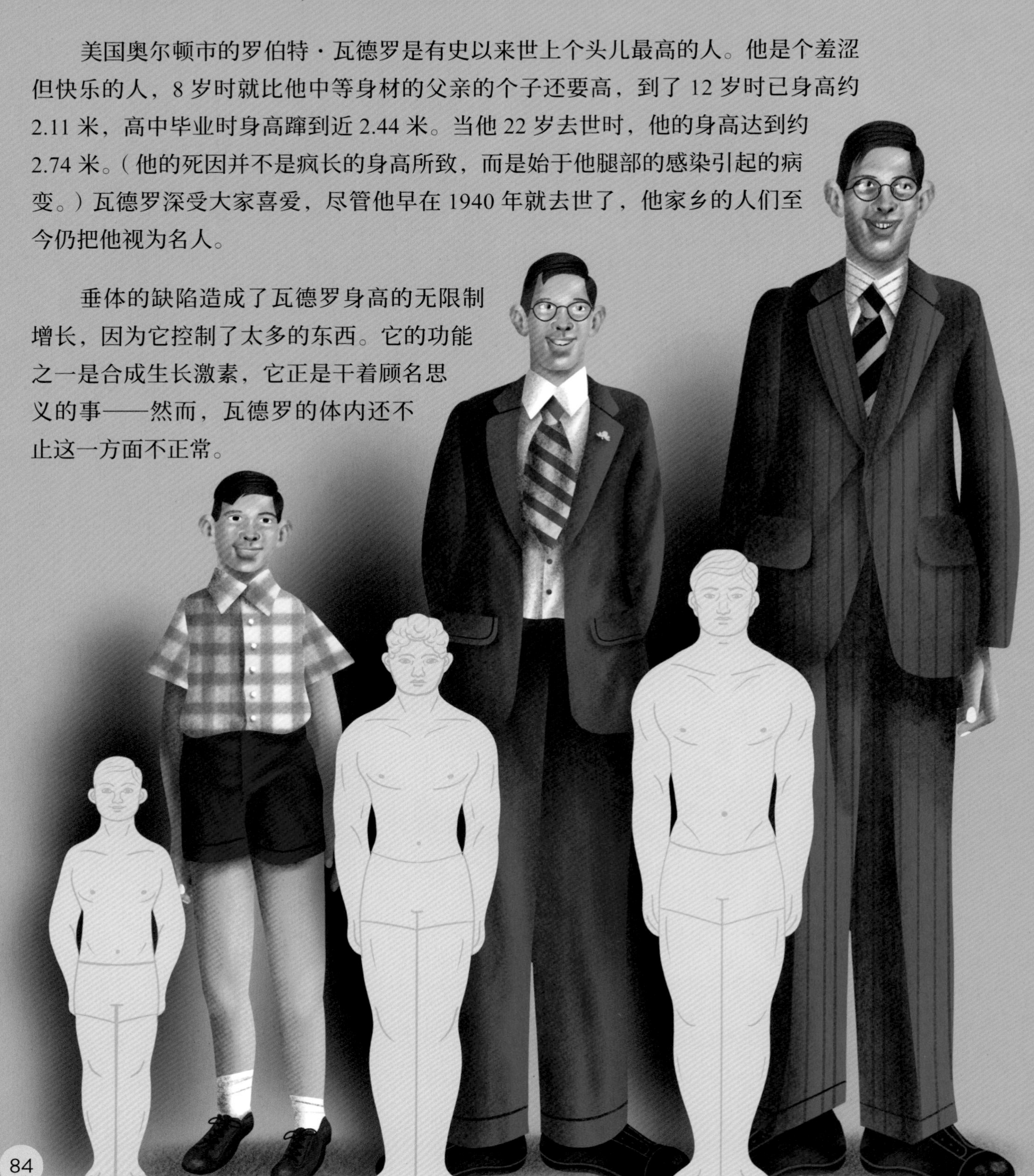

激素（旧称“荷尔蒙”）是化学信息物质。它们周游全身，使各种事情发生。垂体是一个非常重要的激素中心，体内还有其他的腺体，分布在你身体的各个部位。

如果我要列出你体内的所有激素，以及它们都干什么的话，你恐怕很快会犯困。不相信吗？我将从一些主要的激素讲起，看你能撑多久……

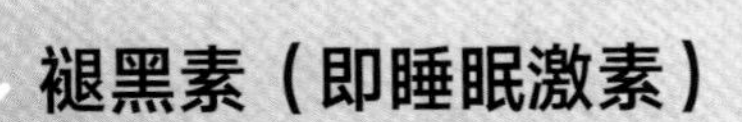

褪黑素（即睡眠激素）

你感到困吗？也许你读了太多关于激素的东西了。也许是你的褪黑素水平正在上升，随着一天过下来这很有可能会发生。

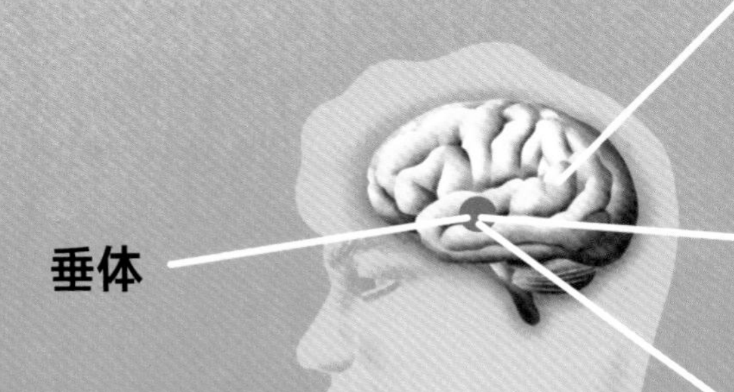

催产素（即爱情荷尔蒙）

当两个人互相产生好感的时候，或许正是由于爱情荷尔蒙在起作用，使一个人对另一个人“来电”（即产生爱慕之情）。

抗利尿激素（即血管升压素）

你感到很渴吗？也许你的体内缺水，这一激素介入来防止你通过小便使身体失去更多的水分。

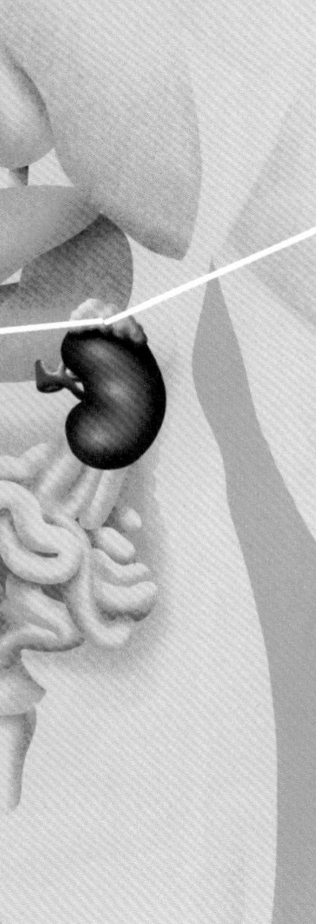

肾上腺素

你感到精力充沛、跃跃欲试吗？也许是肾上腺素引起你的心跳加速、热血沸腾。这曾帮助我们的远祖跟袭击者战斗，或者赶快逃离。如果你在担心其他的事情（比如大考来临），你的肾上腺素水平也许也会升高。

青春期的变化

青春期是生命中的一段时期，其间一个儿童的身体逐渐转变成为成年人的身体。这并不像一按开关彼得·帕克就能变成蜘蛛侠那般迅速。这些变化一般要延续四年左右。通常，会发生下述一些情况：

对女孩来说：

- 乳房发育。
- 卵巢开始释放卵子。在月经周期里，子宫为怀孕做好了准备；如果其间没有受孕的话，子宫内膜会破裂，女孩就开始来月经了。一个月经周期持续 28 天左右。

对男孩来说：

- 睾丸开始产生精子。喉结突出，使声音变得更深沉。面部和身体上开始长出体毛，身体上的肌肉也变得更发达。

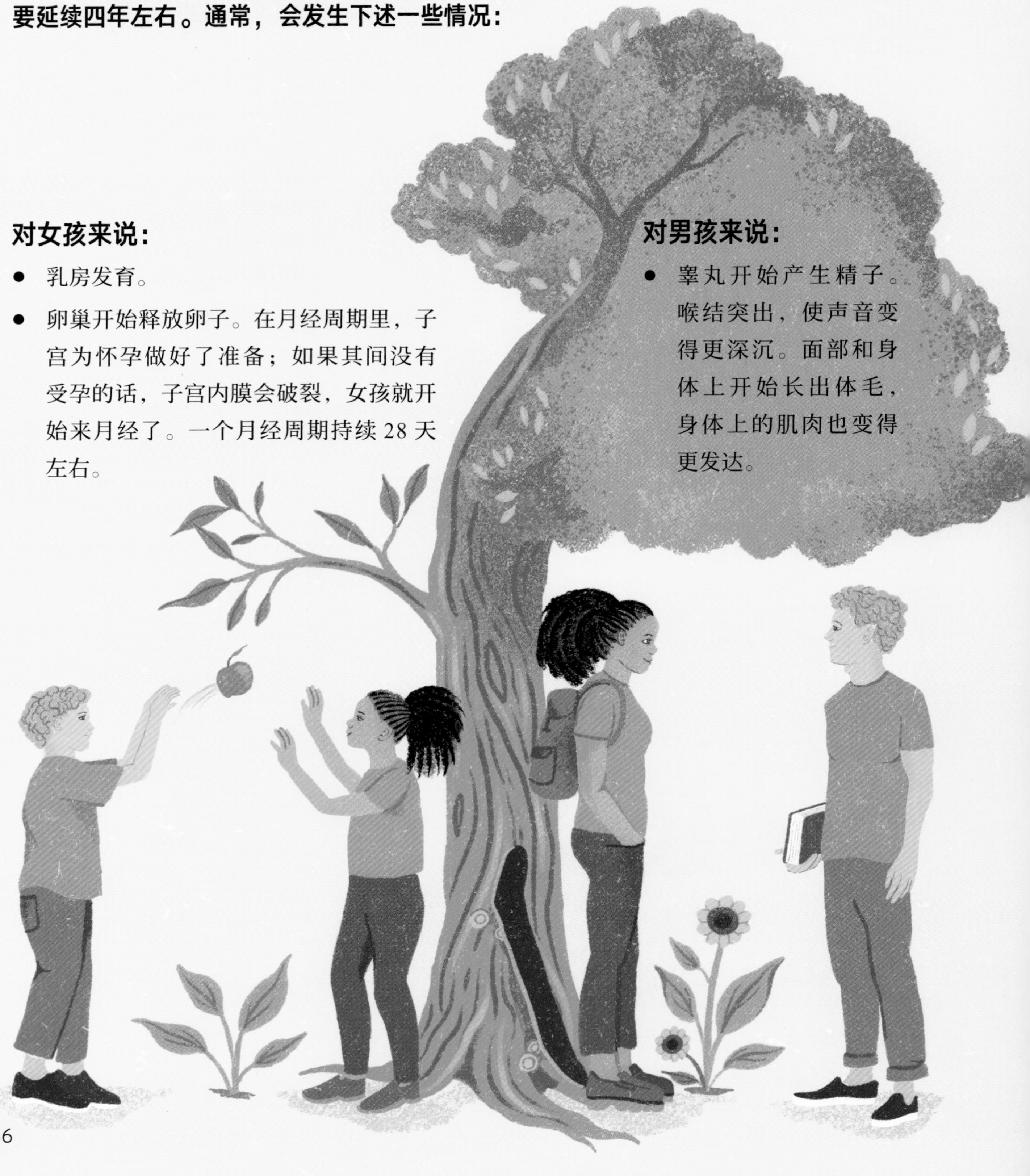

在英国亨利八世国王（编注：1509—1547 年在位）时代，青春期始于 16 或 17 岁——比现在的青春期开始的平均年龄要晚得多。科学家们认为，现在的青春期开始较早归结于营养条件更好——也就是说，我们比都铎王朝（1485—1603 年）的人们吃得更健康！

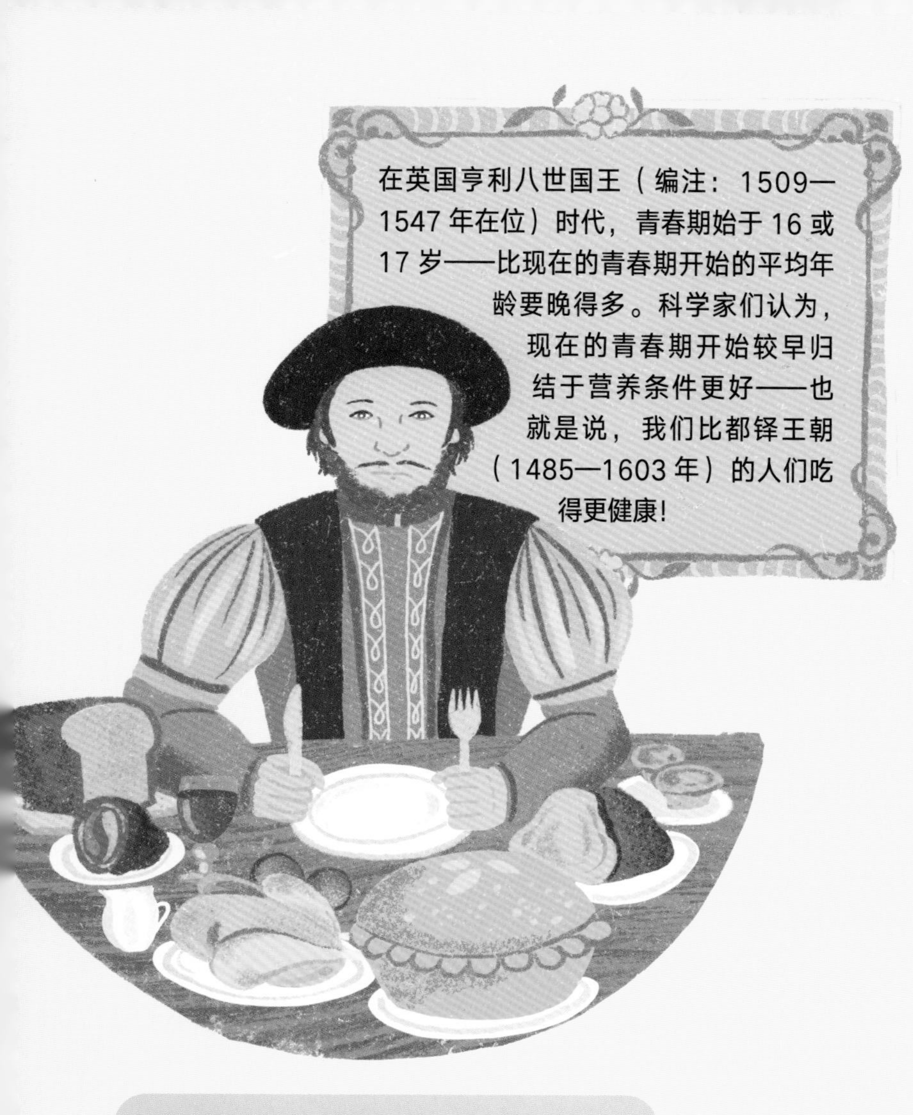

激素有着指导青春期的功能，这意味着它们会使青春期的变化发生。几种非常关键的青春期激素是：

- 雌激素：由女孩的卵巢分泌。促进乳房发育，并在月经周期中起着重要作用。
- 雄激素：主要由睾丸分泌。促进阴茎与睾丸（即男子的生殖器）的发育，以及面部与阴部毛发的生长，而且与变声（即声音变得更加深沉）也有关系。

确实，青春期是人生中一段极为特殊的时期。只要看看在此期间身体发生的所有变化，就可以理解了。但请记住，大脑也在发育啊。在青春期，如果你感到情绪波动有点像坐“过山车”似的，那么找一位你所信任的成年人，向他（她）倾诉一下你的感受。

科学家们不太拿得准为什么从青春期开始男孩与女孩在阴部周围和腋下都开始长出更加浓密的毛。一种观点认为，这些地方的毛变浓密是向他人发出一个信号：我们正在经历青春期。当然，我们可以避免发出这一信号，通过……是的，穿上衣服。

青春期始于 8—14 岁是完全正常的事，这些变化在有些人身上发生得比其他人要早一些。因此，如果你经历青春期比你的朋友们晚一点儿或慢一些的话，完全不必去担心。

请记住，你生活中的成年人都有过与你同样的经历，他们会帮助你走过这一极为特殊的时期。

肝：跟勇气或魄力有关

你对你的肝了解多少？不太多？

如果你不太了解的话，我希望你也不必太生气。肝昼夜不停地在为你工作着，干着各种各样至关重要的工作。事实上，如果你的肝突然停止工作的话，那么你过不了几个小时就会死去。

除了其他工作之外，你的肝还：

- 储存和吸收各种维生素。
- 分解废旧、破烂的红细胞，留下它们的铁元素（来自红细胞中的血红蛋白）以便重新使用，即用这些铁元素为新的红细胞制造血红蛋白。

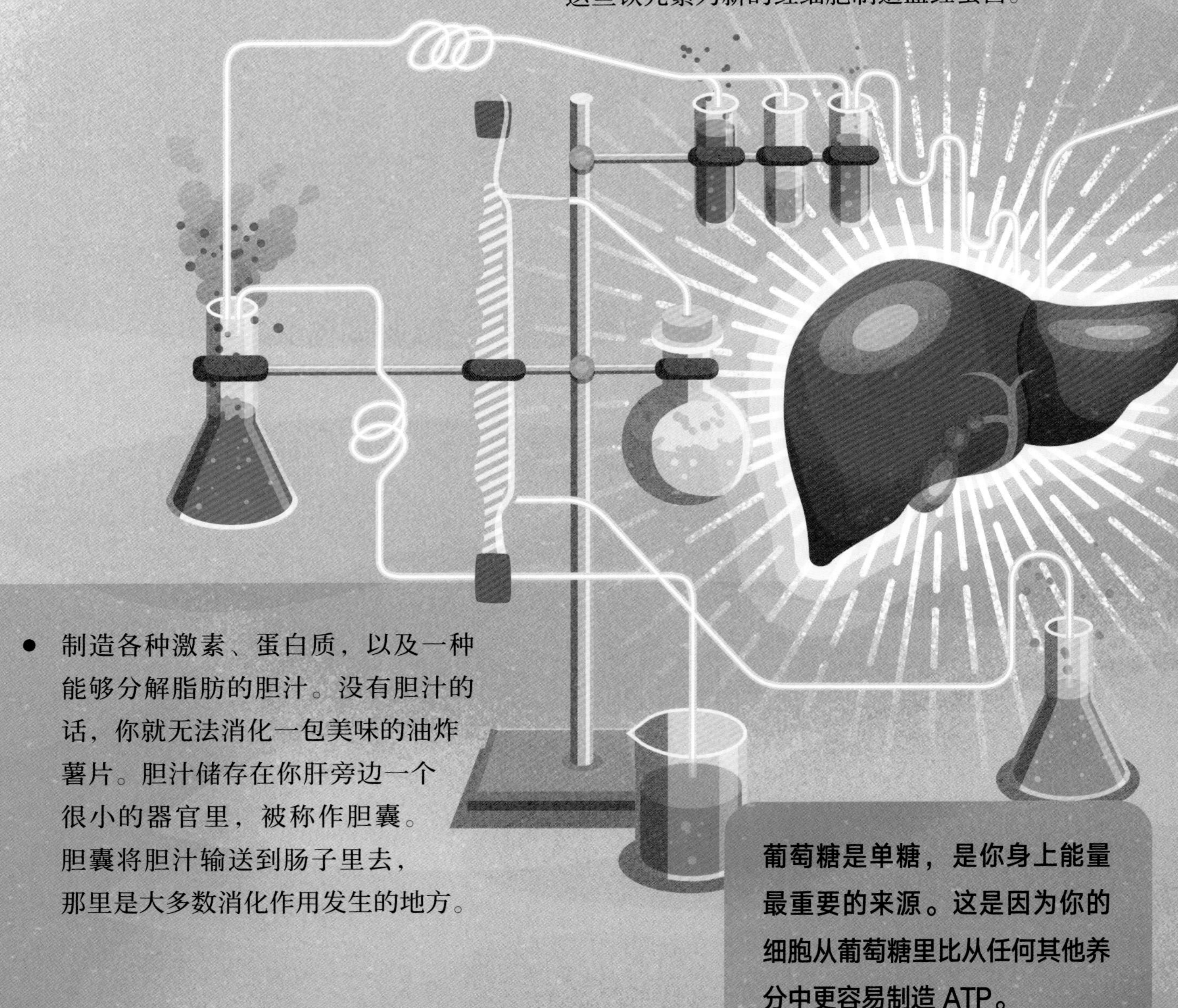

- 制造各种激素、蛋白质，以及一种能够分解脂肪的胆汁。没有胆汁的话，你就无法消化一包美味的油炸薯片。胆汁储存在你肝旁边一个很小的器官里，被称作胆囊。胆囊将胆汁输送到肠子里去，那里是大多数消化作用发生的地方。

葡萄糖是单糖，是你身上能量最重要的来源。这是因为你的细胞从葡萄糖里比从任何其他养分中更容易制造 ATP。

很多动物有胆囊，但也有很多动物没有胆囊。奇怪的是，长颈鹿有时候有胆囊，有时候却没有。

你的肝跟下列动物的有什么共同的地方？

- 蚯蚓
- 貂熊（即狼獾）
- 美西螈（即墨西哥钝口螈）

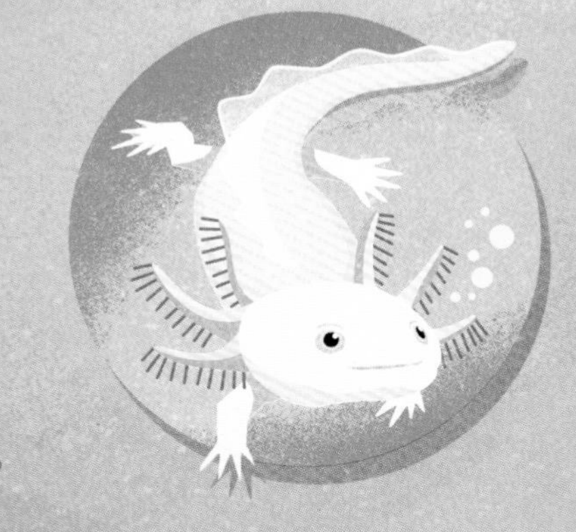

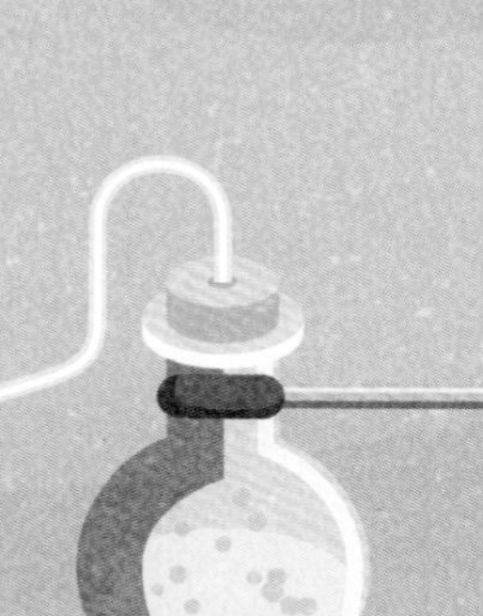

答案：

自我再生能力。

令人惊异的是，肝切除三分之二，几周之后就会长回到原来的大小！你的心脏做不到这一点，你的肺也做不到。即便你的大脑也只能对此惊叹不已，并带着羡慕得让人难以置信的表情。

- 排除你血液里的毒素。其中之一是氨，这是身体产生能量时所留下的一种化学物质。肝将它转化为一种被称为尿素的东西，随着你的小便排出体外。

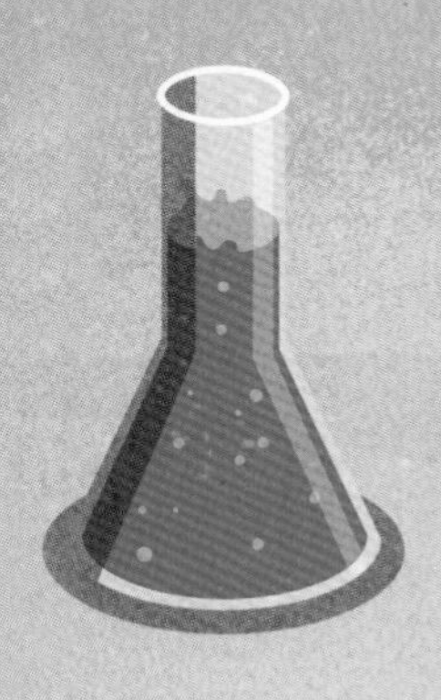

肝是如何实现再生这一壮举的？

说实话，连专家们也不得而知。按照荷兰科学家汉斯·克莱沃斯教授的说法，这是“谜一样的东西”。然而，尽管一个再生的肝看起来不像原生的那么漂亮，但是它却能胜任其工作。克莱沃斯说：“跟原来的肝相比，它看起来有点破旧和粗糙，但是功能足够好了。”

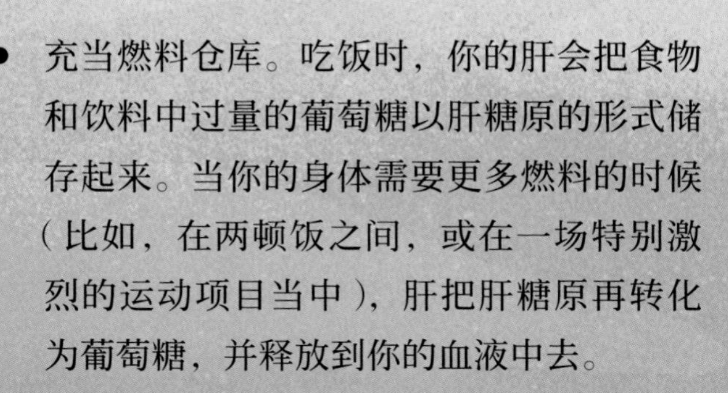

- 充当燃料仓库。吃饭时，你的肝会把食物和饮料中过量的葡萄糖以肝糖原的形式储存起来。当你的身体需要更多燃料的时候（比如，在两顿饭之间，或在一场特别激烈的运动项目当中），肝把肝糖原再转化为葡萄糖，并释放到你的血液中去。

长期以来，肝被认为跟勇气或魄力有关——这就是为什么过去有个指代懦弱者的英文词叫作“lily-liver”（编注：“lily”意为百合花，颜色苍白；“liver”意为肝。“lily-liver”意为没有血色的肝，引申为懦夫）。

胰和脾

问你一个问题：假如你必须失去胰或脾两者之中的一个的话，你会选择失去哪一个呢？

我希望你的选择是丢掉脾（实在对不起啊，脾）。

因为尽管脾毫无疑问很有用（还记得吗？它帮助对抗致命的入侵者），但如果你没有胰的话就会死。

胰是果冻一样的器官，藏在胃的后面。它只有大约 15 厘米长，形状大致像一根香蕉。

胰液

每天，胰分泌 1 升多的胰液。胰液里充满各种酶，通过分解食物中的蛋白质、脂肪和淀粉等来帮助我们消化。

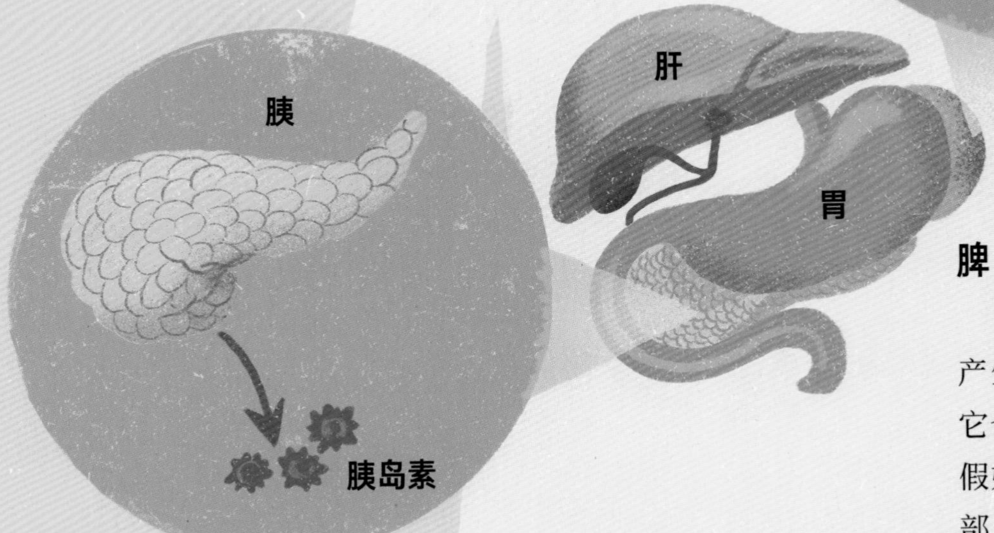

脾

脾很有用处，因为它能产生对抗感染的免疫细胞，它也帮助过滤血液。（然而，假如你失去脾的话，它的大部分功能都会被肝取代。）脾的大小跟拳头差不多，位于腹腔左上方。

胰岛素

胰的另一个功能（也是它最为著名的作用）是生成最重要的一种激素——胰岛素。

胰岛素能促进细胞摄取、利用葡萄糖，产生能量。

当血糖升高时（也许因为你刚吃了一个甜甜圈）：

- 胰岛素贴到细胞的表面。
- 它提醒转运体（可以看成是“葡萄糖出租车”）赶快到细胞表面来。

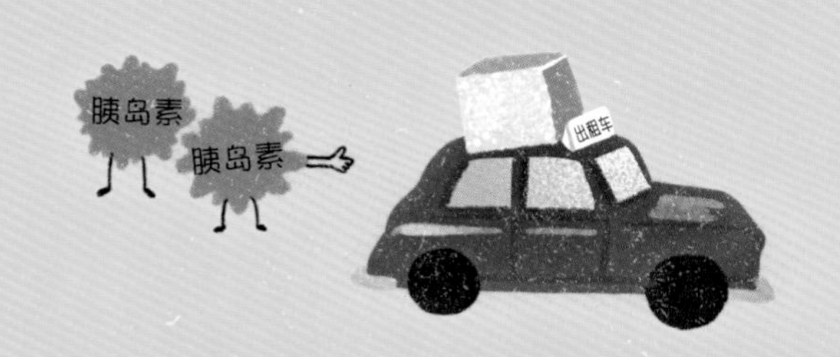

- 转运体抓住胰岛素将其运送到细胞里给细胞当食物，而不是只在血液里来回游荡。
- 胰岛素也告诉肝停止释放作为糖原储存起来的葡萄糖。

糖尿病

糖尿病是导致一个人血糖水平过高的一种疾病。糖尿病分为两种：1 型和 2 型。1 型糖尿病病人的身体完全停止生成胰岛素。2 型糖尿病病人的身体还会生成一些胰岛素，但是胰岛素对细胞的效力降低，不像健康人的胰岛素对细胞那么有效了，这被称作胰岛素抵抗。

在 20 世纪 20 年代以前，对 1 型糖尿病没有治疗的办法，病人们必死无疑。后来，意想不到的两位医务人员取得了“医学领域第一次伟大的胜利”。最初，他们对自己所做的实验并没有什么成熟的想法，一位名叫弗雷德里克·班廷的年轻医生和他的助手查尔斯·赫伯特·贝斯特从狗的身上提取到了一些胰岛素（没有混进去任何胰液）。不久，他们就合成了具有一定纯度的胰岛素，并注射到糖尿病病人身体里去。之后没多久，科学家就可以合成足量的胰岛素，拯救世界各地很多人的生命了。

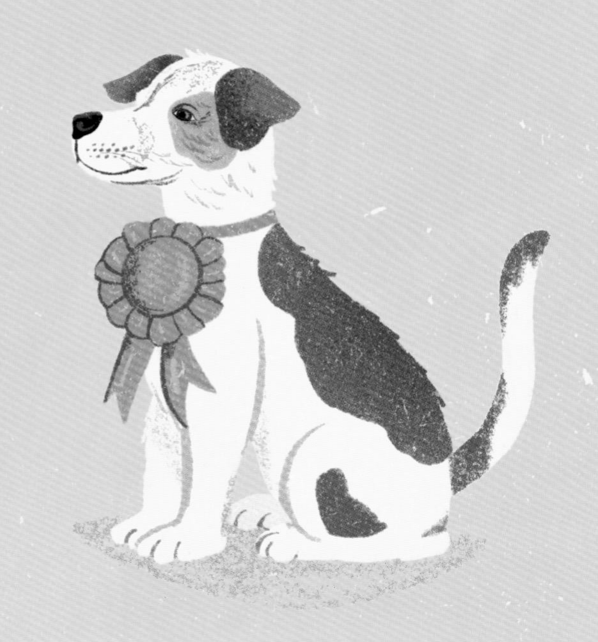

弗雷德里克·班廷起初对糖尿病所知甚少，以至于在他的笔记里把这个英文单词都拼写错了！

如今，通过把控制胰岛素生成的基因放到酵母或细菌里来生产胰岛素。经过纯化之后，这种制造出来的胰岛素便适合让病人自己给自己注射了。患有 1 型糖尿病的病人（也有一些患有 2 型糖尿病的病人）可以按时地注射胰岛素，以控制他们的血糖指标。

肾：勤劳的清洁工

像眼睛、手臂、扁桃体一样（还有双胞胎），肾也是成对的。跟肝相比，它们不是特别大（每个肾的重量跟一只仓鼠差不多），但它们极其伟大。

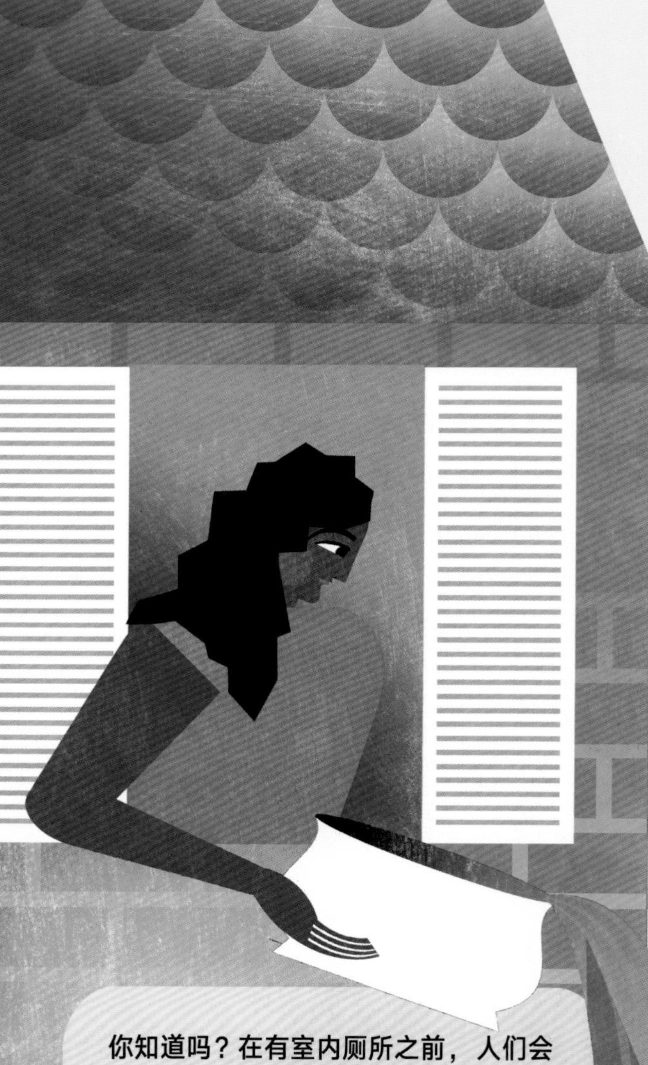

你能把你的双手伸到背后，把它们分别放到你脊柱两边的胸廓底部（即最下面一根肋骨底下）吗？这时你的双手差不多就处在肾的位置。（不过，你的右肾比左肾的位置稍微低一点儿，因为它上面有巨大的肝压着呢。）

肾的主要工作是清理你的血液。

肾的一个极其重要的功能是确保你血液里有适量的水和盐。如果你食用太多的盐，你的肾就会把其中一些过滤出来送入膀胱，并随小便排出体外。

你知道吗？在有室内厕所之前，人们会把便盆里的脏物从窗口倒出去。对了，你的细胞也会干类似的事情。当线粒体把食物里的能量转化为细胞所用的能量时，讨厌的化学废品氨也就生成了，而且它就直接被抛弃到你的血液里。肝确实会对氨加以调整（成为尿素），然而即便这样，它也会在你的血液里积累起来，并对你造成伤害。对你来说幸运的是，肾将它过滤出来。肾清除尿素及其他毒素，并把它们都送入小便。与此同时，肾还把血浆里的“好”东西（比如维生素和激素）放回到你体内循环的血流里去。

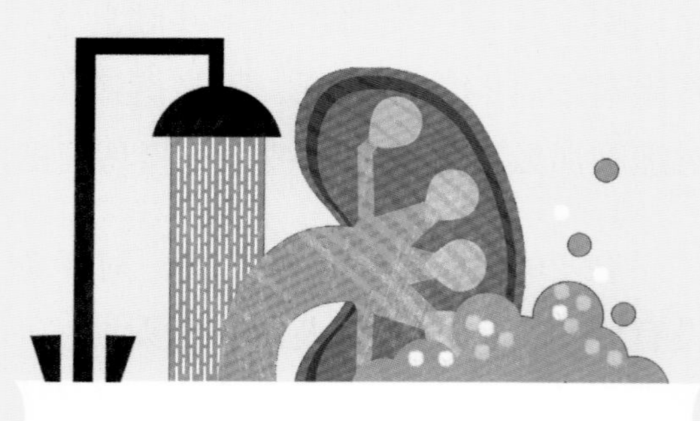

肾是终极清洁工，每天都在不停地过滤它里面的血液，加工总量达 180 升——这足以让一个标准的浴缸达到要溢出来的程度。

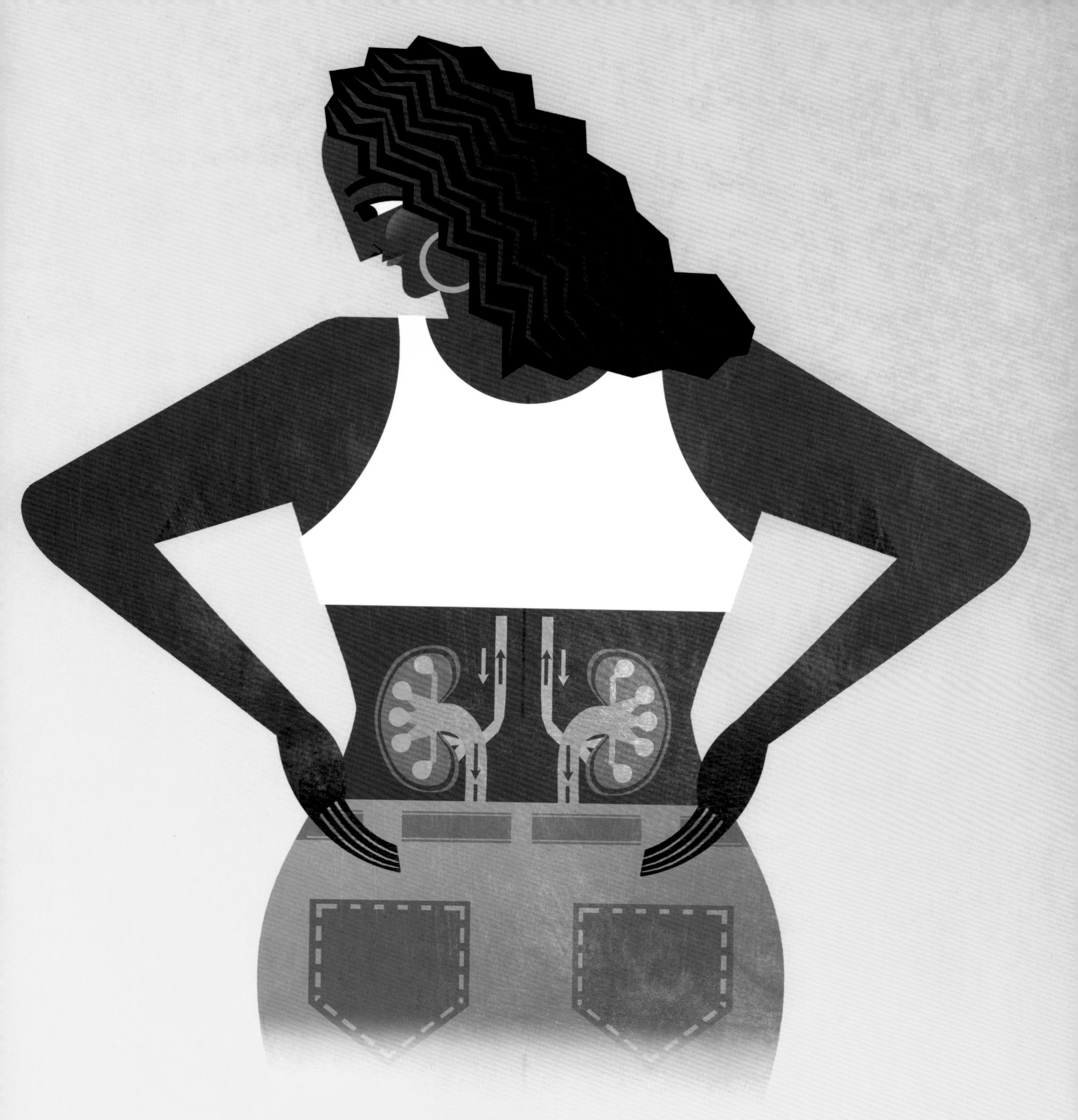

勇敢，鲁莽……或是兼而有之？

1869 年，一位德国外科医生古斯塔夫 · 西蒙把病人的一个肾切除。那个肾是坏了的，因此将它切除听起来是件合情合理的事。不过，那时候并没有人知晓这样做的后果会如何。如果我们有一对肾是因为我们确实需要它们，那么一个是不够的。但西蒙高兴地发现（想来病人也是如此吧），他并没有使她丧命！这是人们首次知道只有一个肾人也是能够活下去的。

古老的膀胱

在英语中，膀胱是描述身体一个器官的最古老的词汇之一。它可以追溯到盎格鲁－撒克逊时代（编注：449—1066年），比尿液一词还要早600年左右。

膀胱像个气球，其设计就是当我们给它充满尿液的时候，它就会膨胀起来。当膀胱充满了的时候，以及当你觉得到了适当的时间和地点将它放空了的时候，你的大脑便会发布下面两道指令：

1. 膀胱壁上的肌肉收紧，把尿液挤压出去。

2. 膀胱括约肌放松。这允许尿液通过一个叫作尿道的管子排出体外。

什么是尿液？尿液是你体内的液体废物。它包含：

- 水
- 盐
- 尿素和尿酸，它们来自转化前的氨
- 任何其他你身体想通过尿液排出去的东西，比如，可能会有一些多余的葡萄糖和维生素

如果你在19世纪20年代踢过足球的话，就会知道那时候的足球是由羊或猪的膀胱做成的：先把膀胱吹起来（是人用嘴往里吹气的），外面再包裹上皮革。

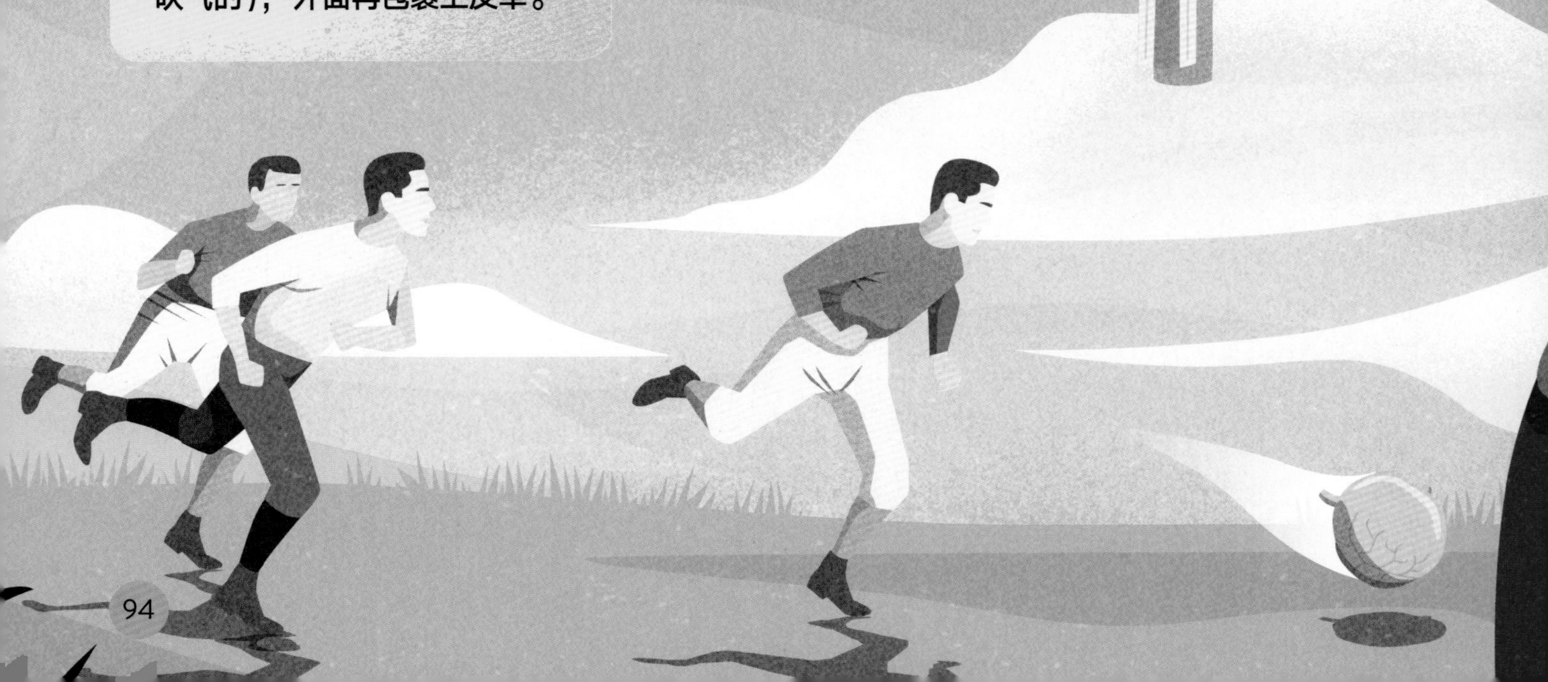

膀胱有一个不幸的特点（胆囊和肾也有），就是容易形成结石。这些是固结了的钙与盐的小球球。长期以来，它们是很难清除的。由于病人们十分怕疼，以及害怕做手术带来的危险，以至于经常拖到这些结石长得很大了，才来处理它们。

当患者最终接受不可避免的后果，必须进行手术时，下面是所发生的一幕：他们先服用一些基本的止痛药物，然后背朝下躺下来，双腿向后推过头部，这时候几个壮汉把病人摁在手术台上，医生则四处寻找结石。这会是非常痛苦的经历！

其中最为大家津津乐道的结石移除手术之一，发生在塞缪尔·佩皮斯身上（他是生活在 17 世纪的英国人，至今依然很有名，他是日记作家，曾描述了当时所发生的形形色色的重要事件）。

佩皮斯的膀胱结石有一个网球那么大。当他被四个壮汉摁住的时候，手术医生从他的阴茎往膀胱里插入一个很薄的装置，以便把结石固定住，然后医生用手术刀快速地切穿他身上的皮肤，开了一个口子进入膀胱，并从里面取出了结石。

整个手术快得令人难以置信——仅仅用了 50 秒钟！但是对于佩皮斯来说，这可能是他一生中最漫长的 50 秒钟吧。因为很多年以后，他每年在手术日都要举行晚宴纪念。他还把那块结石收藏在一个盒子里，谁有兴趣想看一眼的话，他都会拿出来给人家观赏。

谁又能怪他呢？

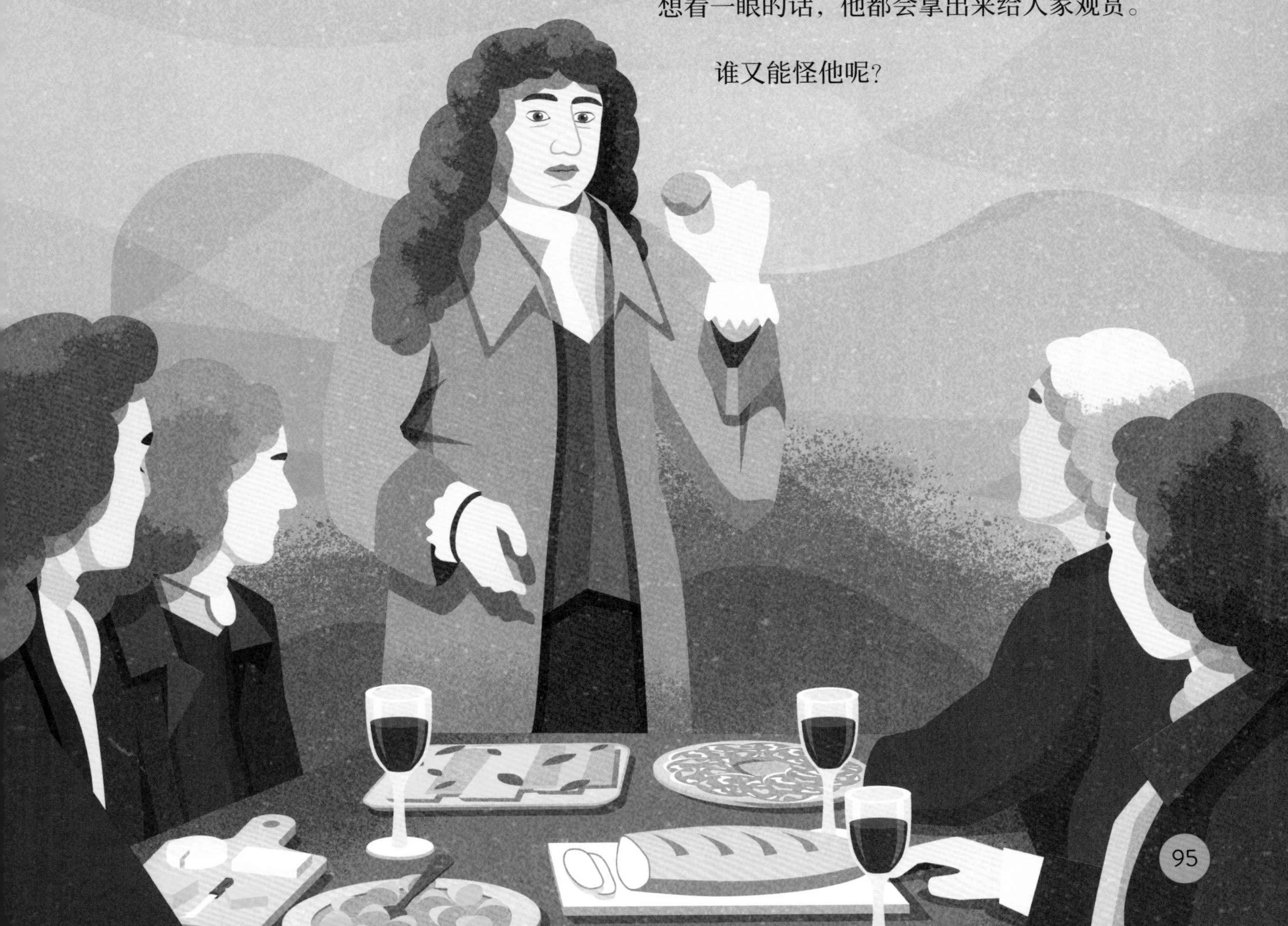

你一生要吃大约 60 吨食物

我们一生中要吃大约 60 吨——相当于 60 辆小汽车重量的食物。

昨晚你吃了些什么？

也许是一些炸鱼条、土豆泥和豌豆，或许是咖喱食品，或许是比萨饼。不管吃了些什么东西，只要分解开来，哪怕是最简单的一顿饭，也比它看起来要有趣得多。

让我们以炸鱼条、土豆泥和豌豆为例。

豌豆

豌豆是维生素 C 的很好来源，它们还含有许多有用的矿物质，比如钙和钾。

矿物质是我们身体正常运转所需要的化学物质，但我们自身不能够制造矿物质。维生素已知有 20 余种，维生素 C 使你的皮肤、血管和骨骼保持健康。

当然，豌豆来自植物，但大多数植物实际上并不适合我们食用。它们主要由一种被称作纤维素的东西组成，而我们无法消化纤维素。少数我们能够食用的植物则被我们称作蔬菜，它们确实含有一些纤维素（所有的植物都含有纤维素），但不是很多——它们同时含有很多“好”东西，比如各种维生素。

炸鱼条

鱼是很好的蛋白质来源。你体重的五分之一左右是由蛋白质所组成的。进入你的体内之后，食物中所含的蛋白质便被分解为“构造元件”——氨基酸。你的身体用这些元件去制造它所需要的各种蛋白质——比如，使你的肌肉长得更强壮。不光鱼等肉类含有大量的蛋白质，很多植物也含有大量的蛋白质，比如大豆。

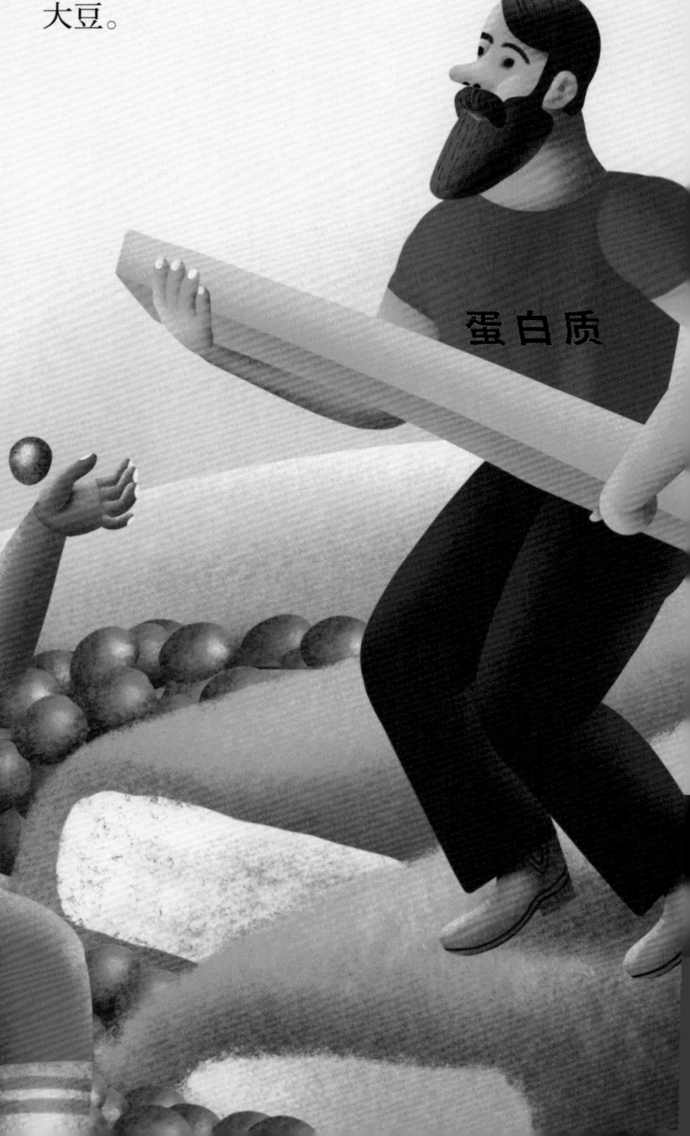

土豆泥

土豆泥是碳水化合物很好的来源。

碳水化合物是你身体所喜爱的燃料之一，你的身体需要它们才能工作。所有的碳水化合物都是由碳、氢和氧所组成的。淀粉等糖类（包括葡萄糖这一简单的糖）都是碳水化合物。

如果你吃的土豆泥里含有黄油和牛奶的话，它也是脂肪的来源。

脂肪是身体的第二燃料。跟碳水化合物一样，脂肪也是由碳、氢和氧所组成的——但是比例却不同，脂肪更容易储存。

正如你所知，虽然你需要一些脂肪来保持身体的健康，但是如果你摄入过多的脂肪的话，你的身体会很高兴地把它们储存起来。

食物煮熟食用可以带来各种各样的好处。它包括：

- 消灭毒素。
- 改善味道（适可而止……咱们这里别提学校午餐煮过头的那种饭食）。
- 使坚硬的东西更容易咀嚼（显然，学校午餐的肉中脆骨除外）。
- 极大地提高我们从食物中摄取能量的效率。

英国国家医疗服务体系制订的“儿童健康饮食指南”：

- 每天至少五份水果和蔬菜。
- 膳食基于含淀粉的食物，比如土豆和意大利面。
- 一些牛奶及奶制品，或者是替代品，比如豆浆。
- 一些富含蛋白质的食物，比如豌豆、扁豆，肉、蛋类。
- 不要吃太多的高糖、高脂肪的食物比如糖果、甜点（蛋糕、饼干），或很多含糖碳酸饮料。

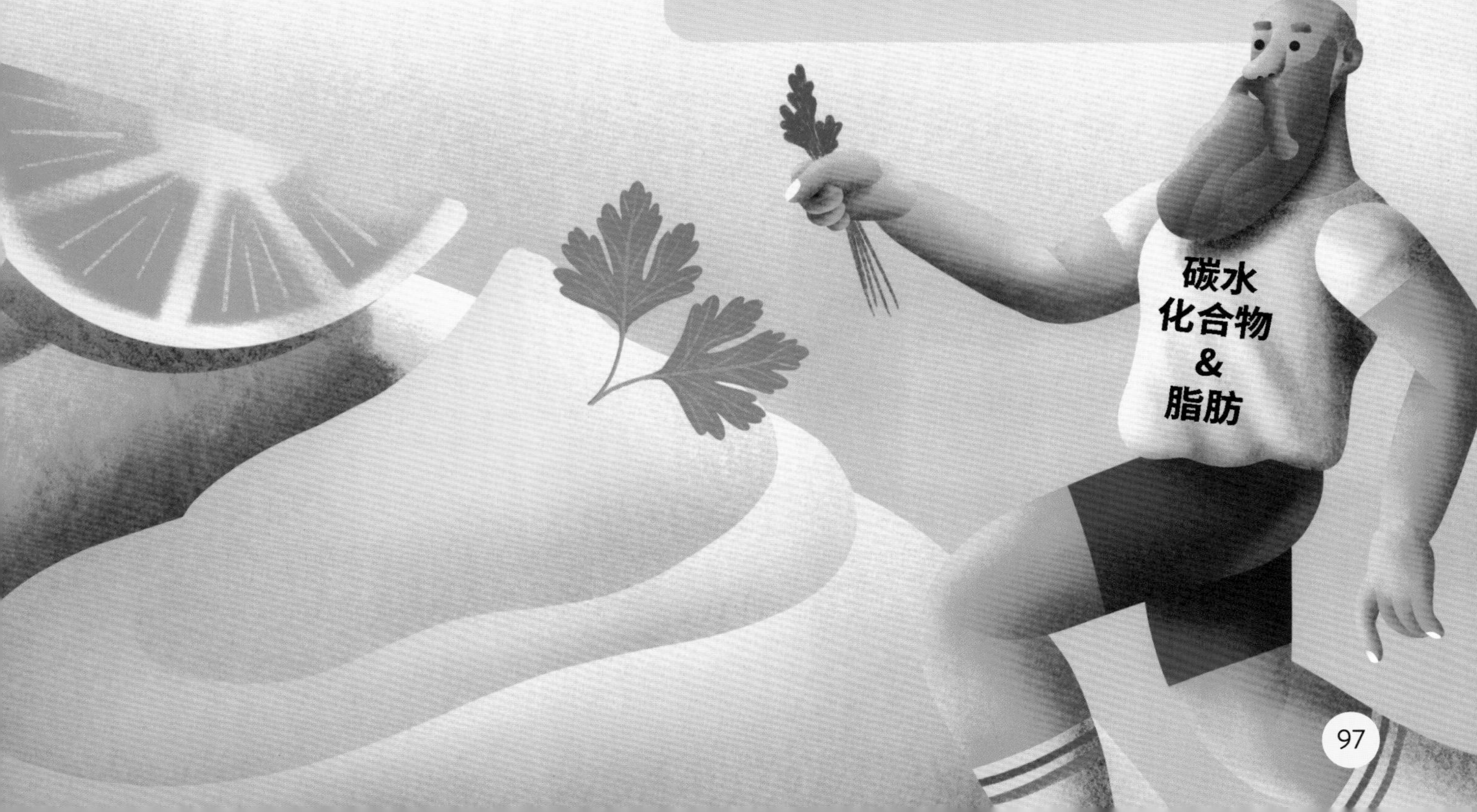

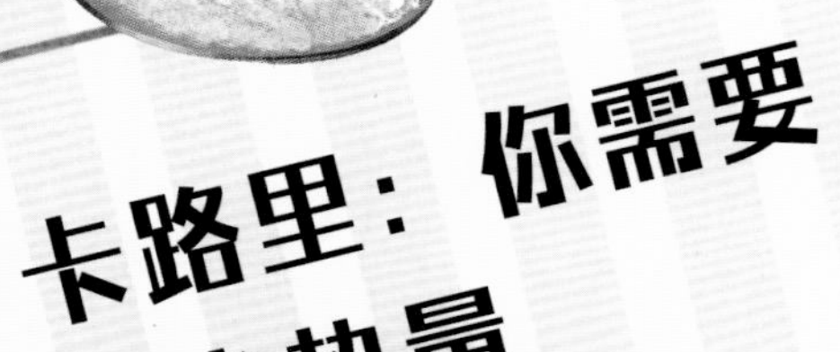

卡路里：你需要多少热量

你听说过卡路里吗？

大一些的餐馆、小吃店和外卖餐厅必须告诉你它们每道食品里的卡路里含量。在菜单上你大概会看到像下面这样的标示：

西红柿汤 …………（203千卡）

黑线鳕鱼饼和菠菜 …………（622千卡）

玛格丽特比萨 …………（722千卡）

圣代冰激凌 …………（537千卡）

千卡是 1 千卡路里的简称。这实际上是人们在谈论卡路里时所指的意思，他们通常把“千”字给省略了。

千卡是热量单位。从技术上来讲，1 千卡是在 1 标准大气压下 1 千克水温度上升 1 摄氏度所需要的热量。

如我们所知，我们需要食物和饮料中的热量去制造 ATP，供我们的身体利用。由于我们需要热量才能生存，我们已经演化成喜欢能快速提供卡路里的食物的味道——糖分的甜味。

一瓶 500 毫升的可乐含有 3 个苹果一样多的糖分（相当于 13 汤匙的糖），但是苹果还给你提供各种维生素、矿物质和膳食纤维。

尽管人们经常谈论卡路里，但食品热量也用千焦（符号 kJ）这个单位来度量。这就意味着你会在菜单上看到以千焦为单位的数字，并在学校里听到千焦这个词。1 千卡等于 4 千焦多一点儿。

想象一下，当你的远祖需要大量能量的时候，他们会是什么样子？在那时候，没有自动售货机，没有商店，没有冰箱，没有巧克力棒，没有糖果和甜点，没有冰激凌车，周围仅有的甜的东西是水果。因此，如果你尝到甜的味道，那就意味着获得了便捷的热量，此时你的大脑会说：“嘿！大奖！狼吞虎咽地吃掉它！”

现在的生活大不一样了，到处都是甜味的食品。大多数食品都没有水果中多余的“好”东西，比如各种维生素和膳食纤维。然而，我们的大脑仍旧渴望甜食和甜饮料的味道，以求更快地获取卡路里——这就造成我们很容易吃太多的糖。

我们的身体不需要太多的糖，过多的糖会超出健康标准。一罐标准大小容量的含糖饮料所含有的糖，超过了推荐给 11 岁以上人们每人每天的最大糖摄入量。许多加工的食品也含有额外的糖。

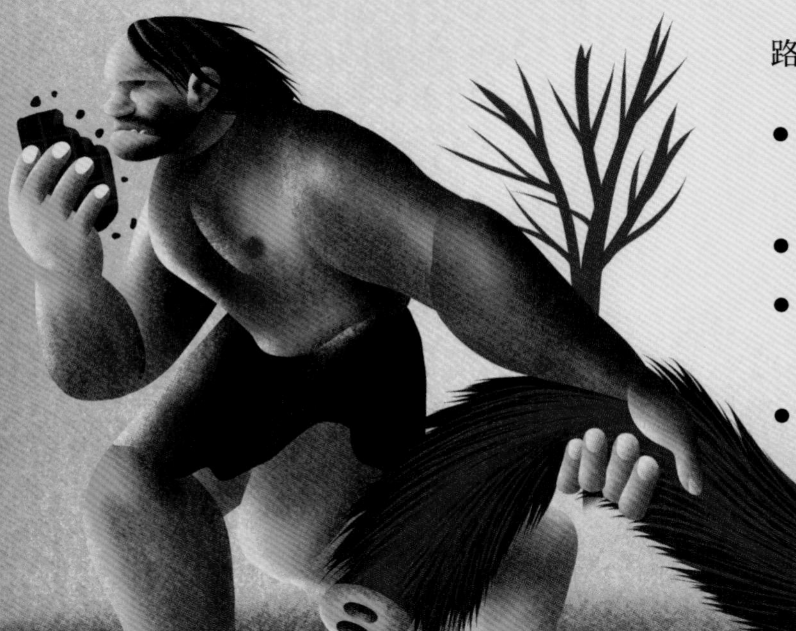

你每天实际上需要多少热量（即多少卡路里）？

这不仅取决于你的身体每天维持正常运转所需要的热量，也取决于你做下列事情所需要的热量：跑来跑去，骑车，步行去学校，捡起你所有的脏衣服放到洗衣机里去洗。（你干这类家务，是吧？）哦，还有长身体。

英国政府的营养科学顾问委员会提供如下的平均热量需求数据（每天）：

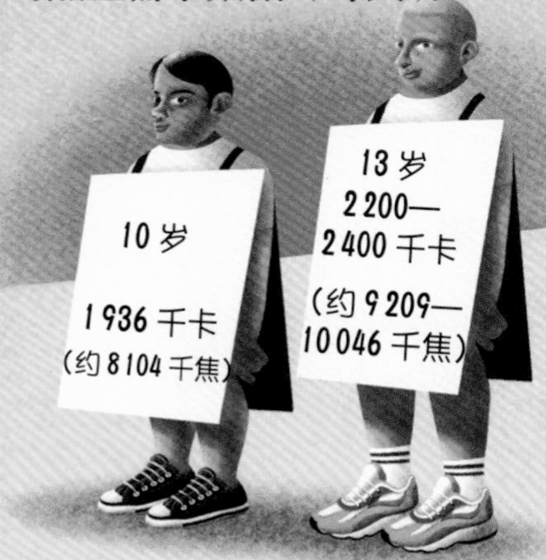

但是，这只是平均数，不同的人做同样一件事情，所消耗的热量是不同的。你也许会需要更多一些（或更少一些）热量以满足你身体的需求。

我们仅仅为了生存就要消耗相当多的卡路里。平均而言：

- 心脏和大脑每天各消耗 400 千卡（约 1674 千焦）左右。
- 肝每天大约消耗 200 千卡（约 837 千焦）。
- 进食和消化食物占人体每天卡路里需求的十分之一左右。
- 只是站着不动的话，每小时要消耗大约 107 千卡（约 448 千焦）。

圣马丁的胃

在很长一段时间里，我们对于胃的几乎所有的认识，都源于发生在 1822 年的一起不幸的事故。

在那一年的夏天，一位顾客走进美国麦基诺岛的一家商店。他拿起一把来复枪看来看去地摆弄着，突然一下枪走火了。

恰好一个名叫亚历克西斯·圣马丁的加拿大青年站在 3 英尺（约 1 米）开外的地方，正对着枪的方向。子弹在他的胸部炸开了一个洞，给他留下了一个他并不想要的东西——医学史上最有名的胃。

奇迹般的事！

圣马丁奇迹般地活了下来，但是伤口从未完全愈合。他的医生威廉·博蒙特（美军的一位外科医生）意识到，圣马丁身上这个 1 英寸（约 2.54 厘米）宽的洞提供了一个非同寻常的窗口，可以借以观察他的身体内部，并能直接接触到他的胃。博蒙特把圣马丁接到自己家里并照顾他。作为回报，圣马丁同意让博蒙特在自己身上做一些实验。

对博蒙特来说，这是难以置信的机会。在 1822 年的时候，没人知道，食物消失在喉咙以下之后，究竟发生了些什么。圣马丁是地球上唯一能做到这一点的人，因为他有一个能被直接研究的胃。

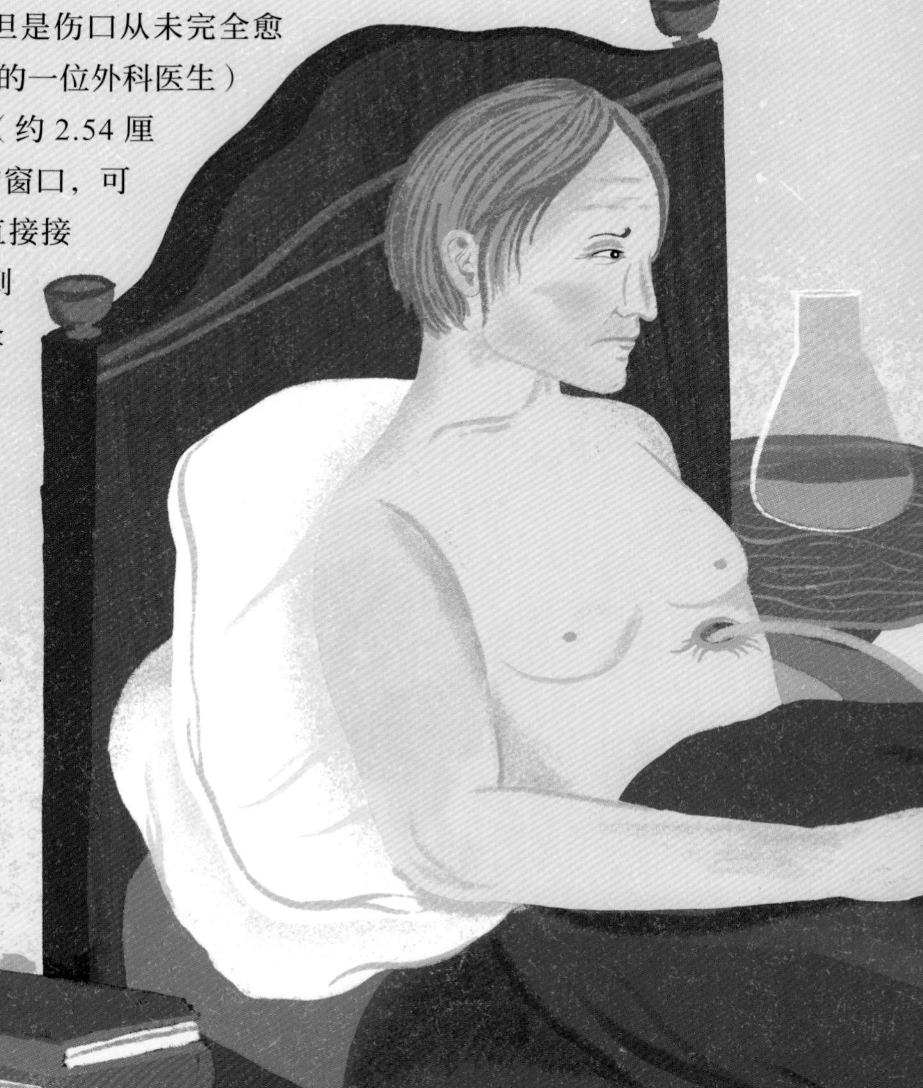

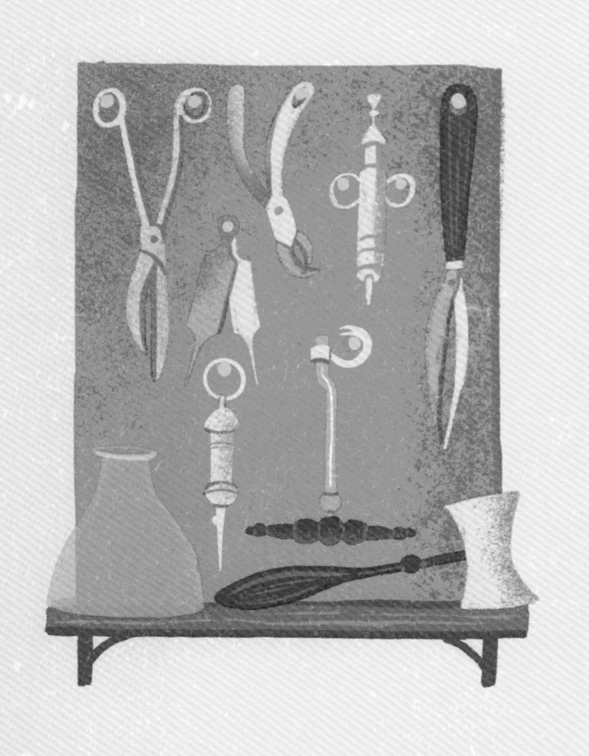

博蒙特的一些奇特实验

博蒙特把各种不同的食物用丝线通过圣马丁伤口的洞往下放进他的胃里。他把那些食物留在圣马丁的胃里，放置不同的时间，然后过一段时间再通过丝线把食物拉出来，以观察这期间食物发生了一些什么变化。

他甚至舔了圣马丁胃里面的东西，并注意到只有当食物在胃里面的时候，他才能尝出酸味来。这使他发现了，胃在分解食物的过程中产生了盐酸。正是这一发现使得博蒙特名声大振。

圣马丁并不总是乐意配合的，有一次竟失踪了 4 年。但是博蒙特最终还是找到了他，并继续做一些奇怪的实验。最终他出版了一本书，将自己的这些发现发表了出来。其后近 100 年间，几乎所有关于食物被吞咽之后究竟发生了什么的医学知识，都来自圣马丁的胃。

最终，圣马丁比博蒙特晚 27 年去世。在四处漂泊了一些年之后，圣马丁结了婚，养育了 6 个子女，于 1880 年逝世，享年 86 岁——这距离令他无奈成名的事故发生，已经快 60 年了。

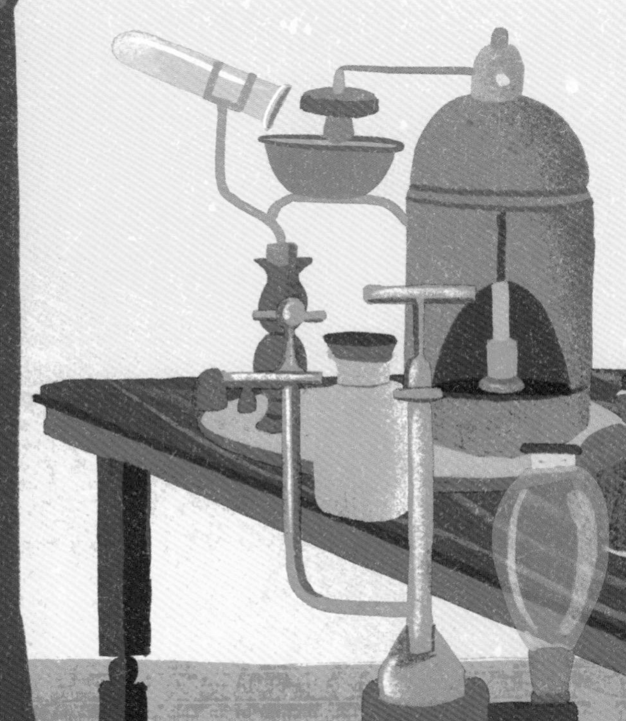

肠道：小肠、大肠和直肠

假如你咬了一口三明治，
然后会发生些什么情况？

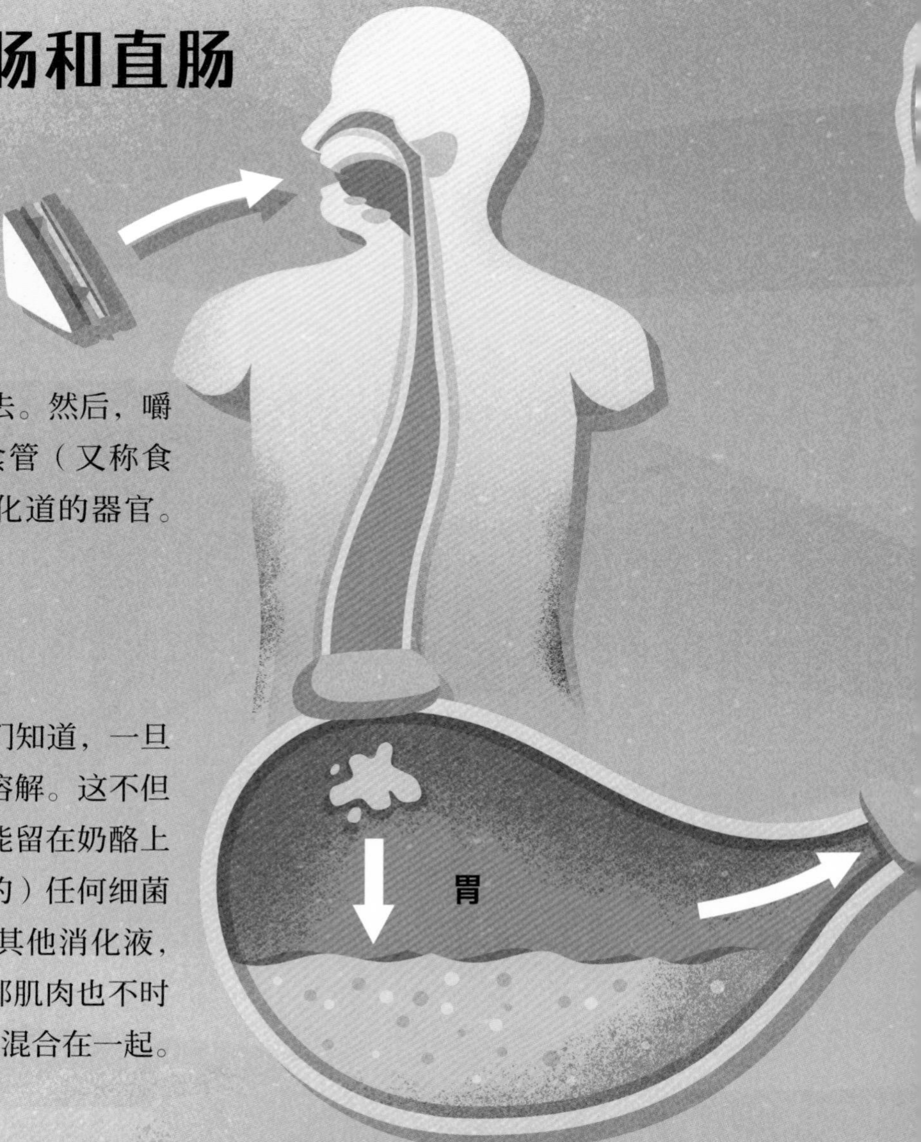

你把那口三明治咀嚼后吞咽下去。然后，嚼碎后的三明治碎渣向下进入你的食管（又称食道），并向下通过一系列被称为消化道的器官。第一站是你的……

胃

由于圣马丁和他著名的胃，我们知道，一旦那口三明治进入胃里，就会被盐酸溶解。这不但有助于分解食物碎块，而且能对可能留在奶酪上的（或是拿着三明治的脏手上留下的）任何细菌进行突袭。你的胃里也分泌出一些其他消化液，来协助这一过程，而且强有力的胃部肌肉也不时地搅动食物，使它们与消化液更好地混合在一起。

胃

几乎每个人都以为他们的胃位于腹部。实际上，它所处的位置要高得多，而且偏向左侧。成年人的胃将近 10 英寸（约 25.4 厘米）长，形状类似拳击手套。

当那口三明治变成稀浆液之后，就会被推入小肠里去。

成年人的胃容量大约 1.4 升，其实不算很大。一条大狗的胃是人胃大小的两倍。

是什么阻止了腐蚀性极强的消化液腐蚀你的胃壁和小肠壁？答案是：厚厚的、浓稠的黏液。这一层黏液是能够阻挡你的身体消化自己肉体的屏障。

黏液

小肠

人体消化道中的大部分消化过程都在此进行，它实际上相当大。如果你把成人的小肠都展开来的话，它大约跟一个标准足球场球门上的横梁一样长。

小肠壁上的肌肉如波浪般起伏，推动着食物大约以每分钟数厘米的速度前行。在食物运动的过程中，会遇到一些重要的消化液（其中一些来自胰和肝）。这些消化液把脂肪、碳水化合物与蛋白质分解成足够小的颗粒，它们在小肠里被吸收，然后进入你的血液。

小肠

再经过一番肌肉蠕动后，屎最后落脚在你的……

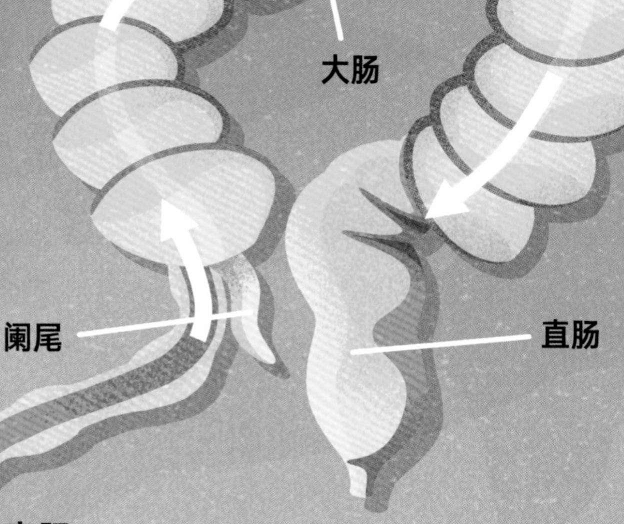

未能被消化的剩余部分被推入……

大肠

一部分水分在这里被吸收，数以亿计的有益细菌把小肠未能吸收的东西吞噬掉，这一过程一般需要长达 3 天的时间。大肠俘获了剩余的营养，归还给你的身体。最后剩下的残渣被称作屎（粪便）。

直肠

当肠的蠕动将粪便推入直肠（大肠的一部分），通过反射作用刺激直肠壁上的感受器，引起排便反射，你就得往厕所里跑了。现在，那个三明治的无用剩余物经过最后一次推动，排出了你的肛门。

阑尾的形状像条蚯蚓（因此也叫蚓突）。当阑尾爆开或受到感染时，会是很危险的，每年造成约 8 万人死亡。把阑尾切除貌似没有什么坏处。那么，为什么要把它留在那里呢？我很高兴你问了这个问题，因为科学家们对此有个认识。他们认为，阑尾有着成为有益的肠道细菌之家的功能。

排便和放屁

普通成年人每天要排出大约 200 克的粪便。这相当于一年大约 73 千克，一生有 5 吨多。在你的一生中，你恐怕要拉 5 辆小汽车重量的屁屁（还记得吗？你要吃进 60 辆小汽车重量的食物，相比之下这并不是个多么可怕的结果）。

粪便主要由以下部分组成：

- 没有消化掉的纤维（来自植物）
- 死亡的细菌
- 胆固醇等
- 磷酸钙、磷酸铁等无机盐

肠道传输时间是从食物被吞咽下去的时间到最后变成粪便排出来时的总时长。成年男子的平均肠道传输时间为 55 个小时。对女子来说，这一数字大约是 72 个小时。

现代对屁屁（适当的名词是粪便或排泄物）产生浓厚科学兴趣的第一人是 19 世纪晚期一位德国青年医生西奥多·埃舍里希。他把婴儿的屁屁放到显微镜下观察，发现了 19 种不同的微生物——这大大出乎他的意料。最常见的一种被以他的名字命名为大肠埃希菌（即大肠杆菌），以此来纪念他。

粪便不是从你肛门里排出来的唯一的东西，屁也是从肛门排出的。

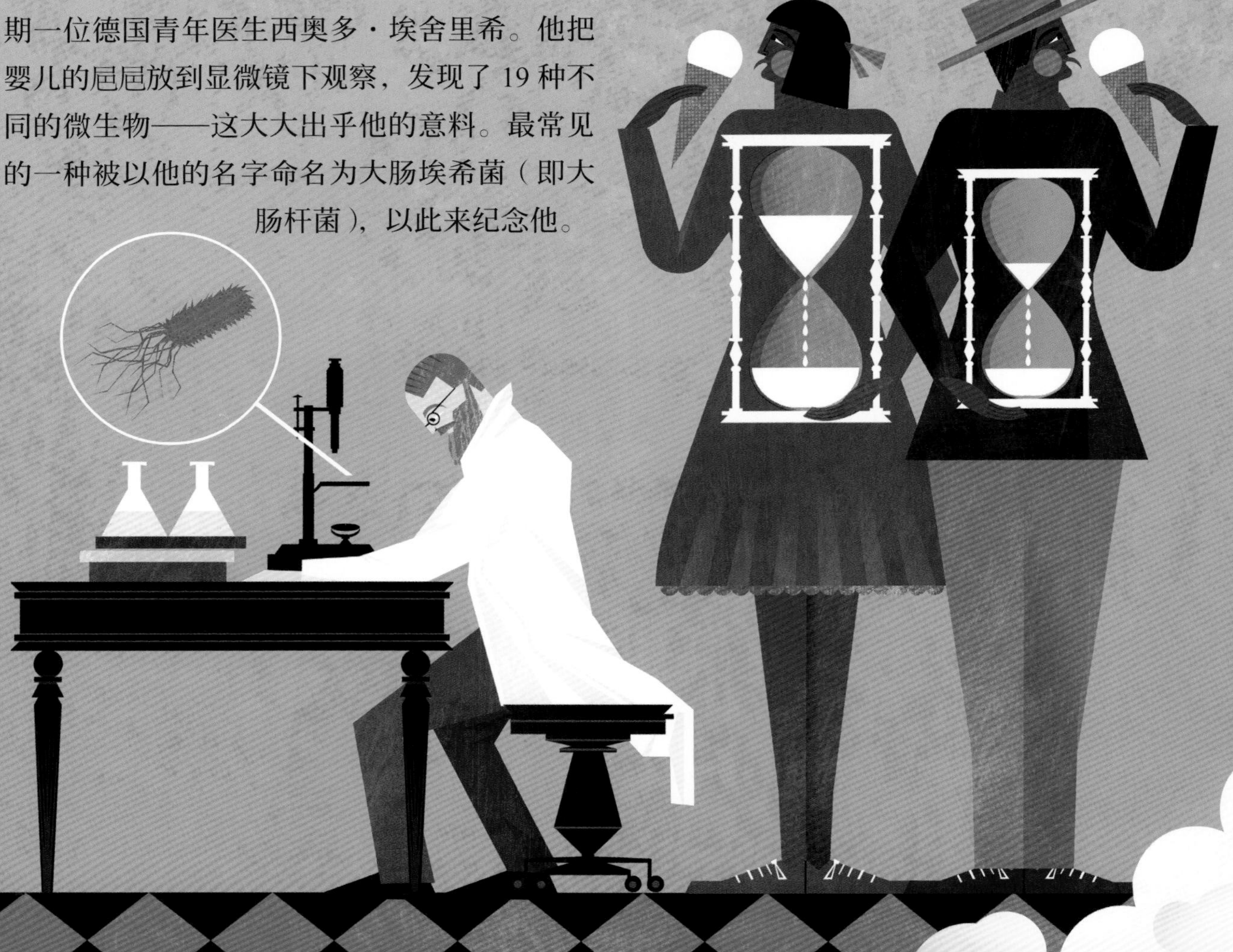

屁中可能含有：

- 高达 50% 的氮气
- 高达 40% 的氢气
- 高达 20% 的甲烷

大约三分之一的人的屁里含有甲烷。甲烷是一种有名的温室气体。大约三分之二的人的屁里却没有甲烷，也不知道是什么原因。

使屁有难闻气味的化学物是硫化氢，高浓度的硫化氢会置你于死地。屁里的硫化氢浓度很低，它只是不太令人愉快而已，不会置你于死地，除非有人从里面把它点燃……

爆炸的屁

1978 年，法国的外科医生把一根电热丝夹到一位 69 岁男子的直肠上。这是正常的医疗操作，通常是为了烧掉肠壁上生长的息肉，如果不将息肉及时清除掉的话，它可能会发生癌变。但是当电热丝插入时，它点燃了这位男子直肠里面的胃肠气（即屁）。这些气体爆炸了，这位男子的身体瞬间被炸裂。

或许你以为这只是非常不幸的一次事故。然而，根据一份医学杂志记载，这仅是“很多记录在案的肛门手术过程中胃肠气爆炸的案例”之一。谢天谢地，现在这类手术已经被改进，大大减少了胃肠气爆炸的风险。

疼痛的功能

疼痛：是好事还是坏事？

我敢打赌，你肯定会说疼痛当然是坏事。确实，疼痛很可怕，对不对？然而，如果感觉不到疼痛的话，你可能很容易会严重地伤害自己，却完全意识不到你已经受伤了。疼痛有两个非常重要的功能：

- 阻止你干伤害自己的事，或是可能会伤害到你的事。
- 让你留意你的伤口，使其能够很好地愈合。比方说，你刚不小心触碰到了一锅滚开的水，或是摔倒在游乐场的地上，或是做了你能想象出来的其他任何糟糕的事情。

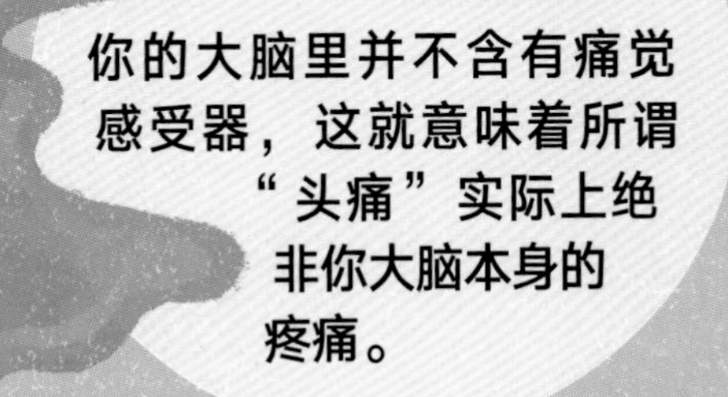

在你皮肤表面的下方是一些痛觉感受器。它们会对三类不同的伤害或危险做出反应：

- 极热或极冷
- 酸性或碱性物质的灼伤
- 机械冲击——比如你的膝盖撞到了地面上

当这些感受器被触发了，它们就会向你的大脑传递如下两类信号：

- 迅急信号，使你发出“哎哟”的叫声，并迅速采取行动（比如，你非常迅速地让手远离那个滚烫的锅）。
- 较慢的信号，使受伤的地方一阵阵地抽痛。

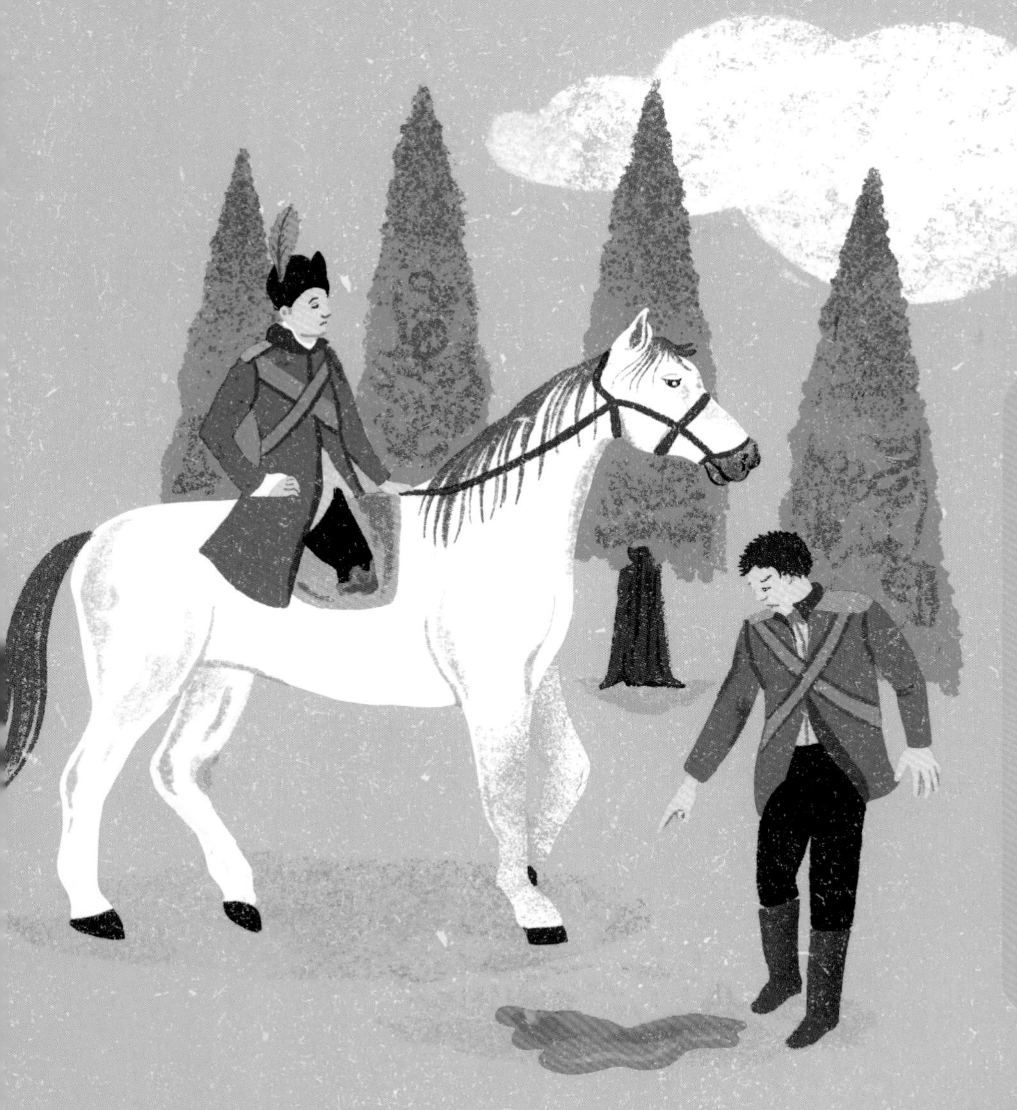

各种各样的情况可以改变你对疼痛的感觉。甚至有故事说，有的人受了可怕的重伤，却似乎浑然不知。一个著名的例子是，在 1809 年奥地利的阿斯珀恩 - 埃斯灵战役中，一位骑在马背上指挥战斗的上校被部下告知，他的腿被炮弹炸飞了。他答道：“哦，真的炸飞了。”然后继续战斗。

仅仅分心（即转移注意力）就会令一些东西感到不那么痛，那一直担心某种东西会致痛的话，则一定会使你感到愈加疼痛。如果你做过手术的话，当麻醉针扎进你的胳膊时，也许医护人员会给你一个用于玩游戏的设备吧？有些医院这么做是为了转移小朋友的注意力，希望他们不要那么紧张，这样的话就会降低痛感。

如果你确实摔倒并摔伤了膝盖，或者烫伤了手，一旦伤养好了，疼痛一般也就消失了。

不过，有时候有的人会患上一种挥之不去的疼痛，叫作慢性疼痛。不幸的是，这种病很难医治，当然，一般来说治疗效果也微乎其微。

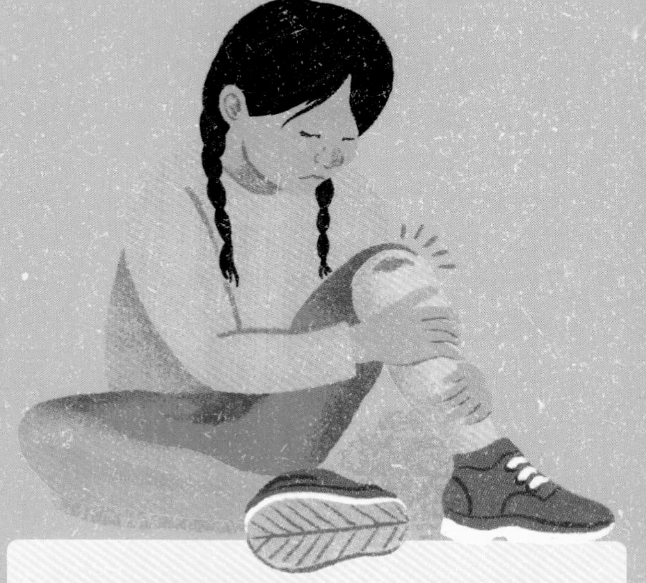

疼痛是好事还是坏事？正如你已经知道的，这取决于具体情况，实际上它既可能是好事，也可能是坏事。

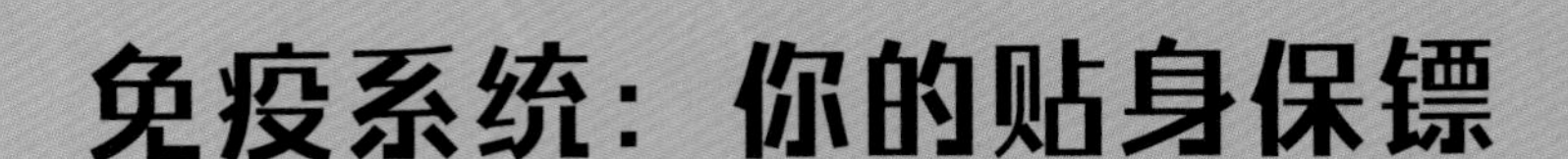

免疫系统：你的贴身保镖

如果我告诉你，有贴身保镖誓死保护你，你觉得如何？

这是千真万确的，这被称作免疫系统。

你有基本的保护机制，比如，耳垢有助于制止昆虫与灰尘等进入到你的耳朵里。而且你有成群的“特种部队”来识别出你体内不该有的任何东西，如果必要的话，并将其消灭。它们的目标包括：

- 危险的细菌
  - 可恶的病毒

细菌和病毒，它们之间的区别是什么？
危险的细菌释放出化学物质来使我们生病。可恶的病毒会杀死我们的细胞，或阻止它们正常工作。细菌是单细胞生物，可以生活在体内及体外。病毒连细胞结构都没有，它们是一小撮化学物质，只有在活细胞内部才能生存。一旦进入了一个细胞，它们便会劫持它，强迫细胞去复制病毒。病毒算是生命形式吗？可能算是，也可能不算是。对此，科学家们还不十分确定。

五类白细胞组成了核心防卫系统。它们都担负重要的工作，其中一类叫淋巴细胞，被称作“大概是整个身体里最聪明的小细胞”。为什么？因为它们能够识别出几乎任何一种不受欢迎的入侵者，并迅速做出反应。

淋巴细胞包括两种主要类型，它们还分出一些亚型。（我始终认为，免疫系统尽管很复杂，但同时也很棒。）

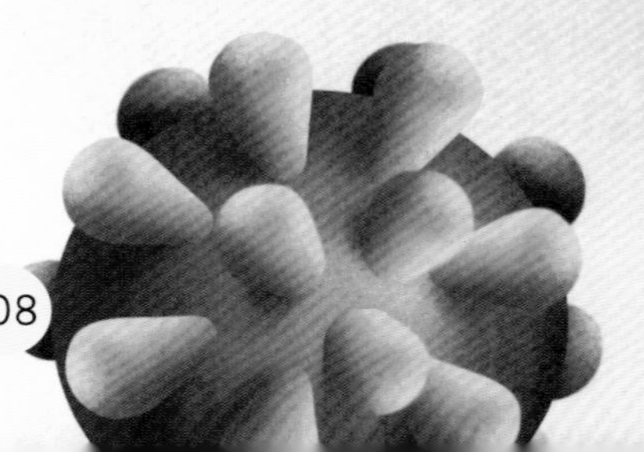

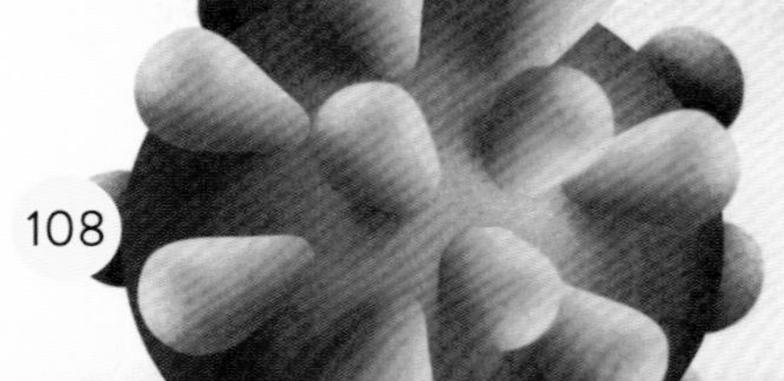

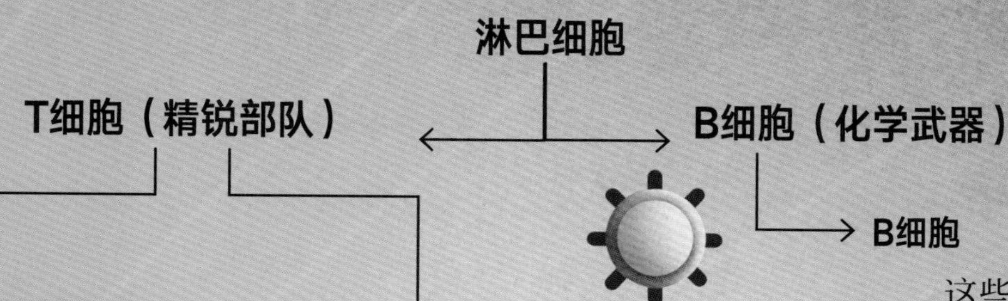

T辅助细胞

被病毒感染后启动。它们刺激 T 杀伤细胞，并告诉 B 细胞准备战斗。

T杀伤细胞

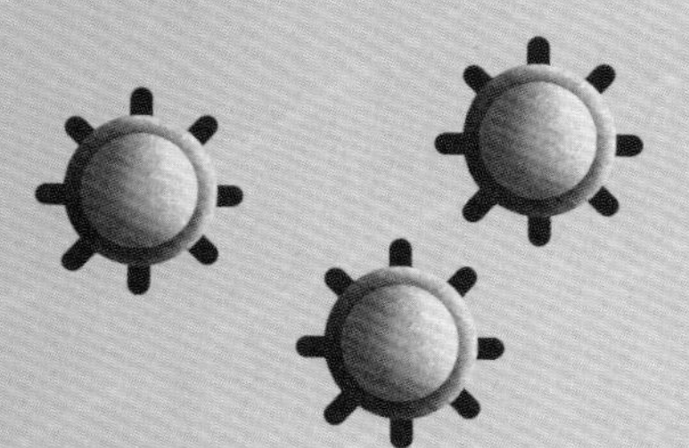

它们杀死被病毒劫持的细胞，也消灭细菌和其他袭击者。

B细胞

这些细胞产生抗体，揪住入侵者（包括病毒、细菌、真菌和寄生虫）不放。比如，流感病毒抗体阻止流感病毒进入健康细胞，避免造成严重危害。当抗体缠住什么东西的时候，它们还会把信号传递给其他的免疫细胞，并告诉这些免疫细胞：在这儿呢，消灭这些入侵者！

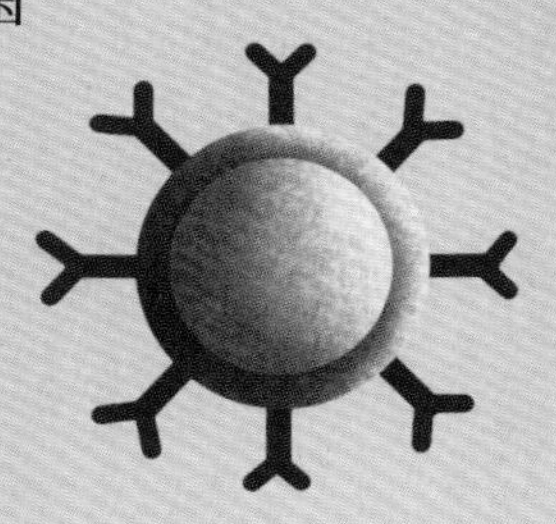

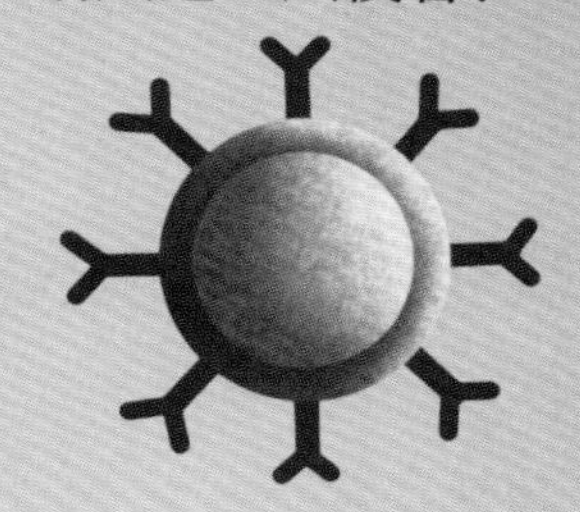

被病毒感染之后，你的一些 B 细胞和 T 细胞将变成长寿的记忆细胞。它们将会准确地记住敌人长什么样子，如果这些敌人再想来碰碰运气的话，这些细胞将会立即识别出它们来，并集结队伍来消灭它们。

记忆细胞真是非凡的。自从我小时候得过一次腮腺炎之后，至今再也没有得过。因为在我体内的某个地方，60 多年来，记忆 T 细胞一直在保护着我不被腮腺炎再度袭击。

疫苗是如何工作的？

不同疫苗的工作方式也不同，但是它们都教会免疫系统识别入侵者身上的一种或多种关键蛋白质。如果你被入侵者感染的话，你体内的免疫系统会立即识别出作为敌人标记的那个（或那些）关键蛋白质，并立即发起反攻。

疾病从何而来

最可怕的疾病，会拥有以下特点：

- 传染力极强
- 极为致命
- 很难控制
- 完全抗拒疫苗

谢天谢地，在真实的世界中，不大会有上面四点兼具的疾病。

以埃博拉病毒为例吧，这是一种能叫人止不住地流血的病毒。上面那个邪恶的“梦想清单”上的头两条可以勾上两个大钩：

- 埃博拉病毒具有荒谬可怕的强大传染力。不比 O 这个字母大的一滴血，就可能包含 1 亿个埃博拉病毒颗粒。
- 这些病毒颗粒中的每一粒都像一颗手榴弹那样致命。

然而，由于埃博拉病毒在传播上很差劲，因而很容易得到控制，这其中有两个原因：

1. 被埃博拉病毒传染这一想法是如此恐怖，以至于只要发现有人出现染上埃博拉病毒的症状的话，该地区的其他人都会闻风而逃，使尽全力尽快地逃离那个地方。

2. 埃博拉病毒使其受害者的病情恶化极快。这意味着，患者在有机会传染其他人之前，早就被隔离了。

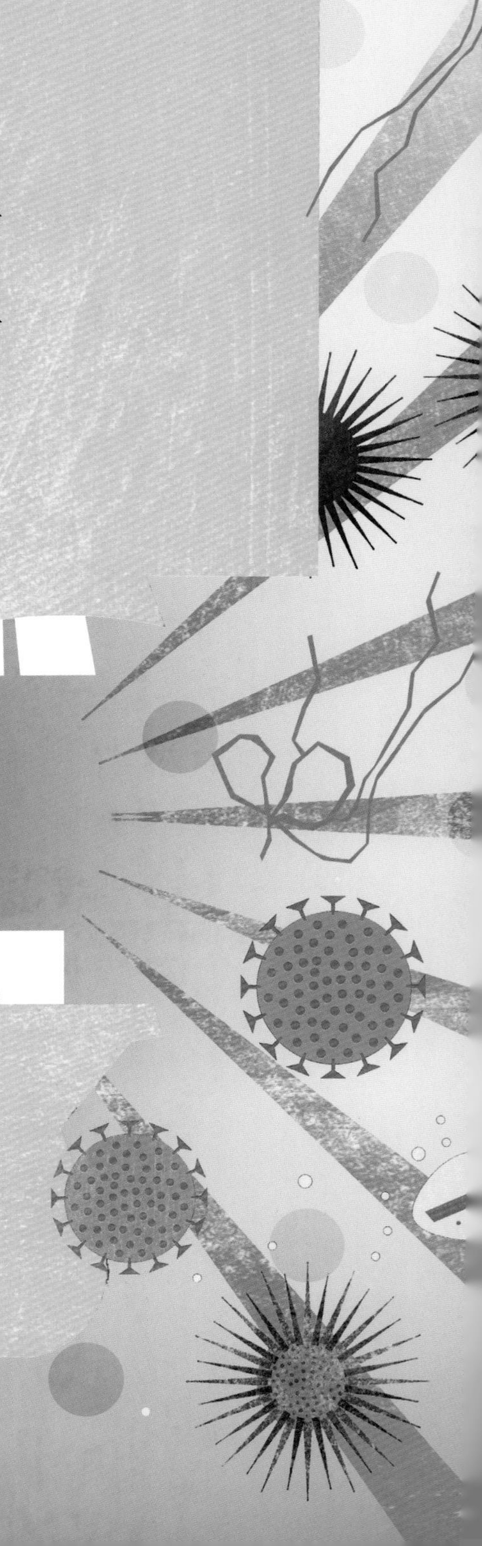

造成大流行的病毒是那些不太致命又传播很广的病毒。这就使得流感成为每年冬季的极大威胁，尤其是对免疫系统功能减弱的老年人来说更是如此。典型的流感病毒使其受害者在出现症状的前一天左右，以及好转后一周之内，都有传染力，因此每位患者都极可能是病毒传播者。

新冠病毒也有较长的传染期：感染了新冠病毒的人，从他们出现主要症状的前几天，到这些症状出现后的一周左右，均有可能传染他们周围的人。新冠病毒传播得也很厉害，不过（就像对付流感一样），我们也已有了新冠疫苗。

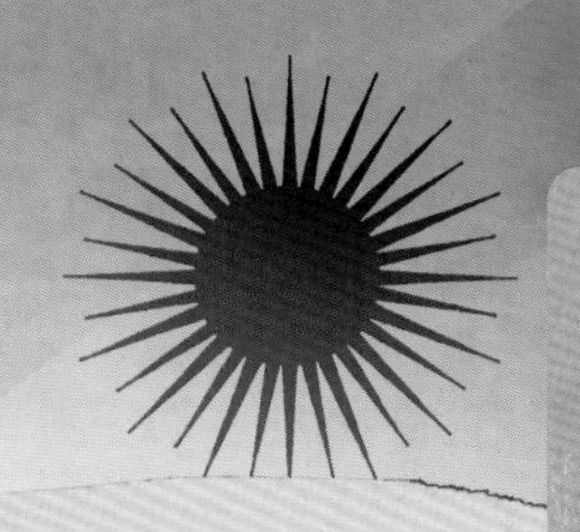

我们的某些疾病来自动物，尤其是农场动物。麻风病、黑死病（鼠疫）、结核病、斑疹伤寒、白喉、麻疹和流感都是直接从动物（比如羊、猪、牛和鸡等）身上传染给我们的。

流感已经使很多人丧生。1918 年暴发的西班牙流感可能曾使多达 1 亿人丧命。其实它并不是特别地致命——在每 100 个被感染的人中，它“仅仅”杀死了大约 2 人或 3 人。然而，在没有疫苗的时代，它感染了太多的人。

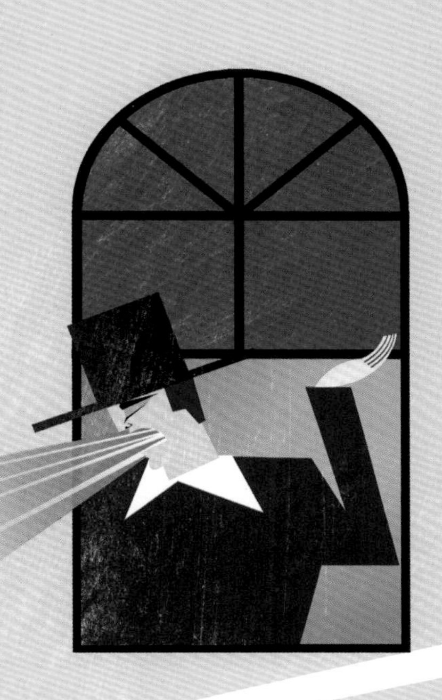

在人类历史上最具毁灭性的疾病大概应数天花了，它感染了几乎所有接触过它的人。天花使每 10 个被感染的人中大约 3 人丧命。天花之所以如此致命，主要是因为它引起了大规模的感染，以至于人体的免疫系统完全不知所措，彻底崩溃了。20 世纪，世界上可能有多达 5 亿人死于天花。

天花究竟有怎样令人难以置信的传染性？1970 年，一位从巴基斯坦旅行归来的德国人染上了天花，他被单独隔离在一家医院的病房里。但是有一天他打开了窗户，把身子探出去了一下。这一下他竟感染了医院的其他 17 人，其中有些人还在与他所在的楼层隔了两层开外的距离。

对抗感染

疫苗不是我们创造出来对抗疾病的唯一武器，我们还有药物。

“抗生素”一词有对抗微生物的意思。但是，抗生素是专门对抗细菌的。

你在学校的科学课中可能已经对青霉素有所了解。但是，我打赌你还没完整地知道它是如何被发现与应用的，这是一个令人难以置信的故事……

第一部分：弗莱明的脏培养皿

1928 年，一位名叫亚历山大·弗莱明的医学研究员外出度假。在他工作的伦敦圣玛丽医院实验室里有一些没有清洗干净的培养皿，它们被胡乱地放在外面。培养皿里有些细菌，在他外出期间，一些霉菌（一种真菌）的孢子飘进了实验室，并落在了其中一只培养皿上。

三件貌似很普通的事情：

1. 弗莱明没有清洗那些培养皿。

2. 那年夏天天气凉爽，有利于霉菌产生孢子（孢子有点像种子）。

3. 那期间没有人动过那些培养皿，直到弗莱明度假归来。

然而，上述这些普通的事却带来了一个惊人的结果……

当弗莱明归来时，他注意到：在他外出期间，所有的培养皿里的细菌都长得很好，唯独那只培养皿（即霉菌孢子落上去的那只）里的细菌全都死了。他破译了其中的奥秘：是霉菌杀死了那只培养皿里的细菌。这是一个重大的发现，他适时地在学术刊物上介绍了这一发现。这种霉菌是一种叫作青霉菌的真菌。弗莱明将它的杀菌产品命名为“盘尼西林”（即青霉素）。他深知，如果它能杀死细菌的话，也就有可能治愈人体中可恶的细菌感染，并拯救生命。

弗莱明想将他的发现转化成一种药物，但这并不是一件容易的事情。牛津大学霍华德·弗洛里领导的团队取得了重大进展，但是他们也没有研制出能够帮助许多人的药物。后来，在 20 世纪 40 年代，美国的一个实验室取得了突破……

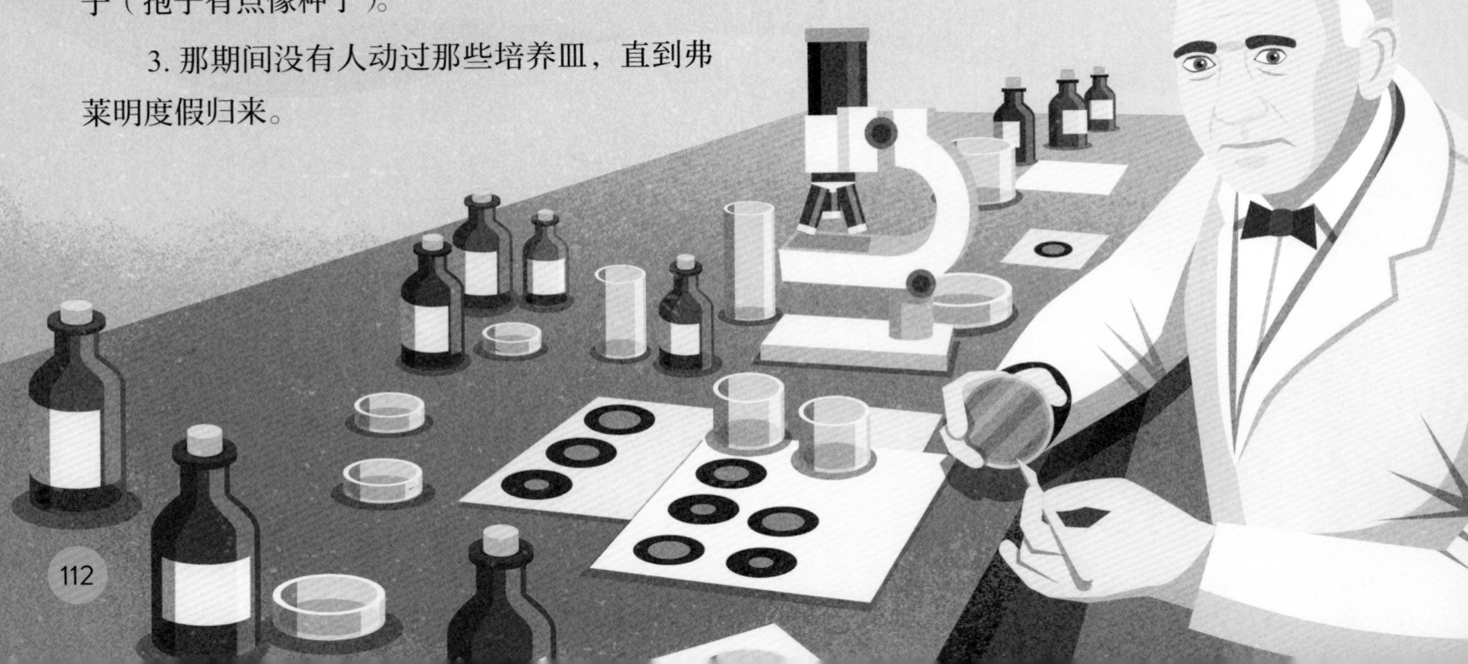

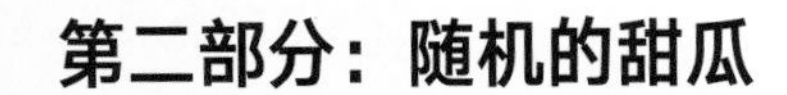

第二部分：随机的甜瓜

美国一个实验室的助理从当地杂货店里买了一个甜瓜带到实验室里来，她注意到瓜皮上长了一块“漂亮的金黄色霉菌”。把霉菌刮掉之后，实验室团队人员把甜瓜切开吃掉了。他们检测了一下霉菌，发现它在杀死细菌上，比他们所发现的任何东西都更加有效 200 倍。自那天起所制造的青霉素，都是从那个随机的甜瓜上的霉菌发展演变而来的。

什么是真菌？有较长一段时间，科学家们认为真菌是比较奇怪的植物。事实上，它们跟动物的亲缘关系比跟植物更近，但是它们也不属于动物，霉菌和酵母菌是常见的真菌。

青霉素和其他抗生素已经拯救了不计其数的生命。然而，医生们对使用抗生素已经变得很小心，个中原因有两条：

产生对于抗生素的抗药性

我们让细菌接触到抗生素的机会越多，细菌也便有了越多的机会产生防御抗生素的能力，甚至于能对其进行反击。

细菌的杀手

抗生素不仅杀死有害细菌，也会杀死各种各样的有益细菌。

有些真菌会带来健康问题，而不是治愈作用。运动员脚上发痒的皮肤就是由一种真菌引起的。

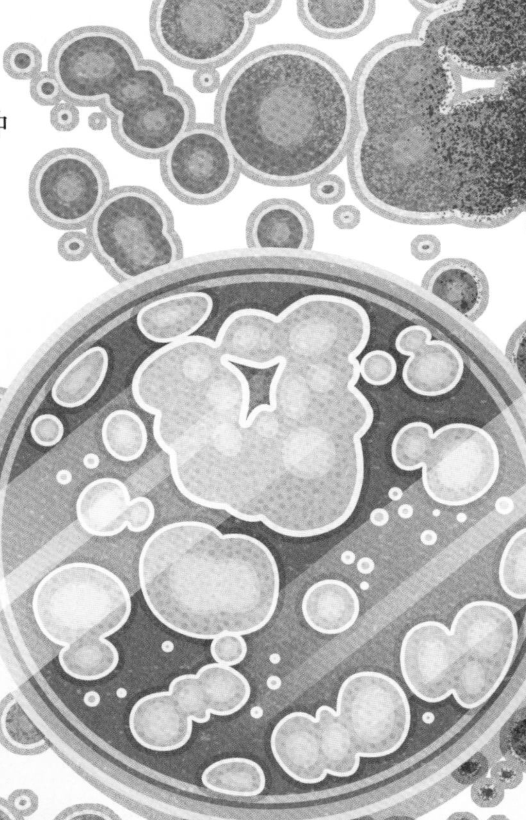

当下的敌人

天花销声匿迹了。结核病（英文缩写 TB）现在成了地球上最致命的传染病之一，每年有 100 多万人死于结核病。结核病由细菌感染所致。对付结核病，已经有了疫苗，也有了有效的治疗办法。问题是，不是所有需要医疗帮助的人都能够获得帮助：绝大多数死于结核病的人都在一些贫穷的国家。

非常狡猾的敌人

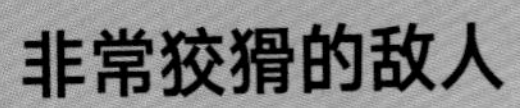

疟疾是另一大杀手。当一个人被吸过疟疾患者血的蚊子叮咬了之后，就会被感染上疟疾，疟原虫通过被叮咬的创口钻进人体。在每年死于疟疾的大约 60 万人里，绝大多数是非洲儿童。

在非洲一些地区，医生们利用经过特殊训练的老鼠去嗅出咳嗽样本中的结核病感染者。这帮助他们医治被感染的人，拯救生命。

2021 年，世界卫生组织批准了第一批疟疾疫苗，这款疫苗花了 30 年时间才被研制出来。为什么要花这么长的时间？因为疟原虫一直在改变它外表的样子，这就很难设法训练体内的免疫系统去识别它。

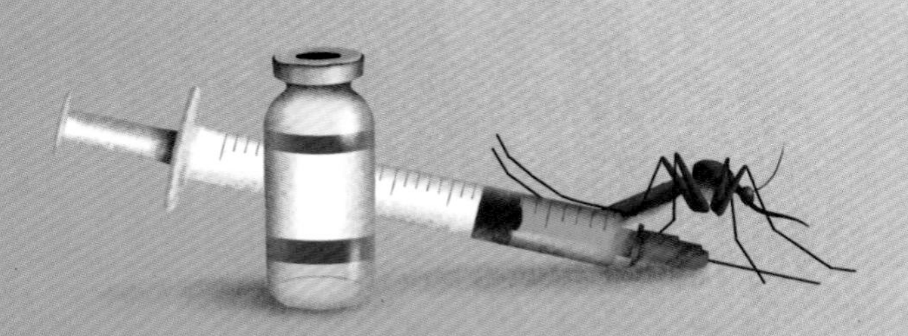

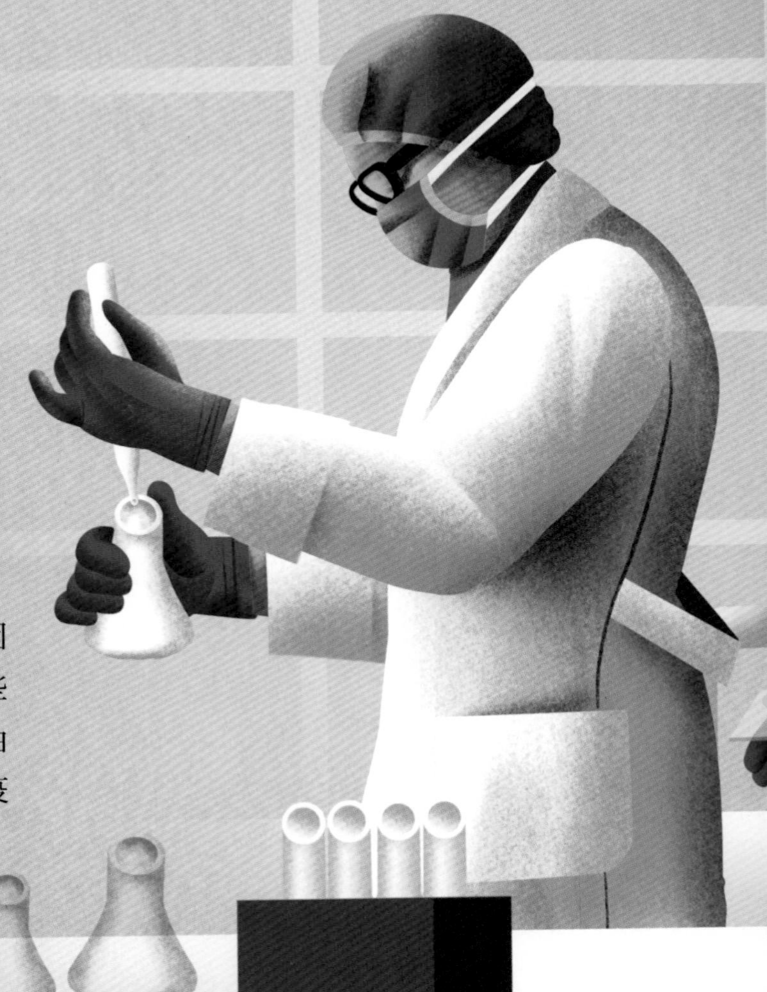

大约有 10 亿人为被忽视的热带疾病所困扰，这些疾病大多影响非洲、亚洲和美洲一些地区的穷人。它们被描述为“被忽视的”，是由于医药公司没有把注意力集中在研发药物或疫苗来对付这类疾病上。

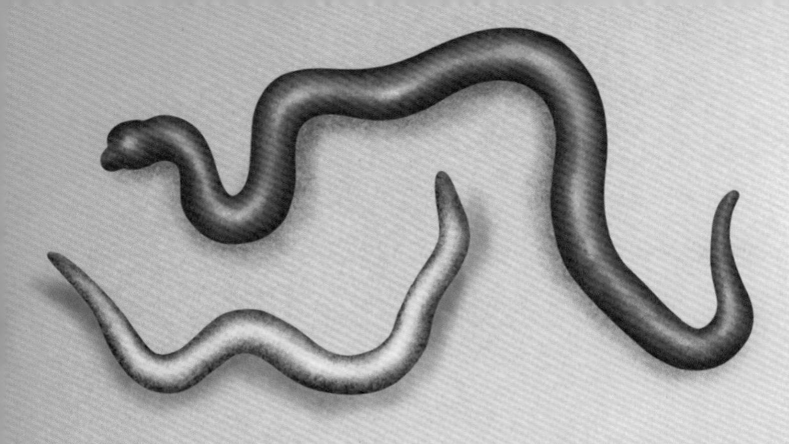

爱打洞的蠕虫

龙线虫病是被忽视的热带疾病的一个例子。线虫在患者体内可以长到 1 米长。之后，它们钻出皮肤逃离人体。还没有药物或疫苗能杀死这些线虫。一旦线虫戳穿皮肤露出头来，得用一个小棒棒把它缠绕住，非常缓慢地往外拔，以免把它拉扯断了。这可能会花上很多天的时间。

寄生虫是一类生活在其他生物体内（或身上），并从中获取营养的生物。人体寄生虫包括疥螨（即疥癣虫）、一些蠕虫（包括龙线虫和绦虫），以及引起疟疾的微小生物体等。

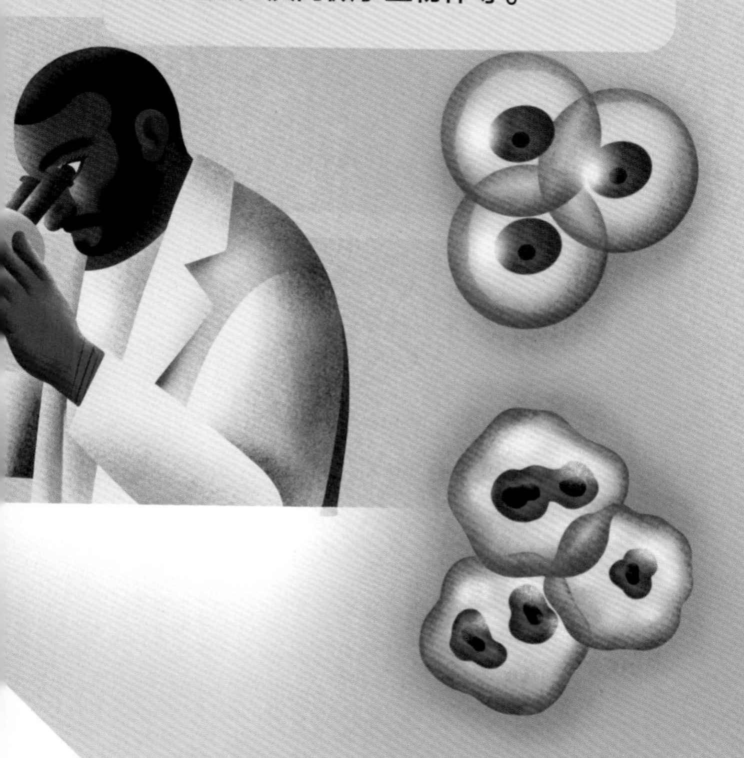

人类健康的杀手：心脏病和癌症

当今世界上，人类健康的最大杀手不是感染，而是心脏病。心脏病是心脏疾病的总称，心脏病种类较多，冠心病是比较常见的一种。

冠心病是当心脏动脉血管壁上积累了过多的脂肪沉淀时所发生的疾病。这既可能减慢从肺部流入的富含氧气的血液进入心肌，也可能使其完全停止。如果那些脂肪沉淀堵塞了血流，心肌便会坏死。

预防心脏病和其他一些疾病（包括癌症）的两种方法是：

- 健康饮食
- 多多锻炼身体

确实，有些病毒和细菌能够致癌。人乳头瘤病毒（英文缩写 HPV）疫苗（主要是给 9—14 岁的儿童接种）能够抵御人乳头瘤病毒的感染，主要用来预防宫颈癌。然而，大多数癌症并不是感染引起的。

所有癌症的共同点是：癌细胞都是由你自身的细胞变成的……但是这些细胞变得一反常态不受管控。癌细胞与正常细胞之间的主要区别是，癌细胞：

- 一而再再而三地分裂
- 拒不理睬身体发来的停止分裂的信号
- 欺骗身体给它们供血
- 向身体的其他部位扩散

由于癌细胞是身体的健康细胞变成的，免疫系统很难识别它们是自身的敌人，这就意味着它们能够放肆地增长。如果重要的器官长了癌细胞，将会是致命的。

为什么会有过敏症

在你认识的人中有对花生过敏的吗？或是对花粉过敏（即花粉症）？

也许你自己就对其中之一过敏吧？

过敏反应是你的免疫系统对有些实际上并没有什么害处的东西产生了反应。

对花生有极度过敏反应的人，哪怕是吃了一点儿花生，或呼吸了一丁点儿花生的气味，都可能会是致命的。为什么？这是因为他们的免疫系统大规模地过度反应了。结果可能是血压骤然下降，这意味着一些重要的器官得不到足够的血液供给。（现在已经有治疗手段，能帮助那些不小心吃了花生的过敏者。或许你们班就有同学带了这种药来学校。）

至于花粉症，那是身体的免疫系统对植物的花粉产生反应（不过通常比较温和一些），会引起流鼻涕、眼角痒或打喷嚏等症状。

其他过敏反应的常见原因是：

- 尘螨
- 宠物狗或猫身上落下的微小皮屑或毛屑
- 被蜜蜂或黄蜂蜇伤
- 老师给你布置了周末家庭作业（开个玩笑）

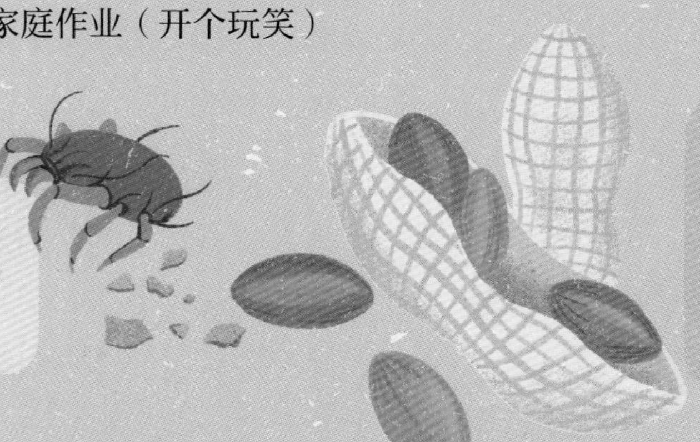

如果你父母双方都有一种特别的过敏反应的话，那么你有很大的概率会对同种东西过敏。

有一个小朋友下了飞机之后，曾住院两天治疗过敏反应，只是因为在飞机上有个坐在他两排以外的乘客吃了花生。

下面是给你的小测验。（在选择你的答案之前，请好好地想一想……）

1. 为什么会有过敏存在？

2. 一个国家越富，那个国家的人就越容易得过敏症。为什么？

3. 为什么花生过敏现在是个问题，而在过去从来不是这样的？

4. 为什么你竟然还需要在周末做家庭作业？

过敏发生通常是因为超聪明的免疫系统搞错了，把无害的（或是像蜂毒这样不太有害的）东西当成了危险的敌人。在更为稀奇的情况下，免疫系统把人体自身的一群细胞当成了敌人。当这种情况发生时，这被称作自身免疫病（即自身免疫紊乱）。

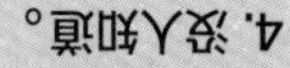

答案：

1. 没人知道。
2. 没人知道。
3. 没人知道。
4. 没人知道。

免疫系统怎么会如此糊涂，竟然攻击起自身的健康细胞呢？再一次……我们根本不知道。

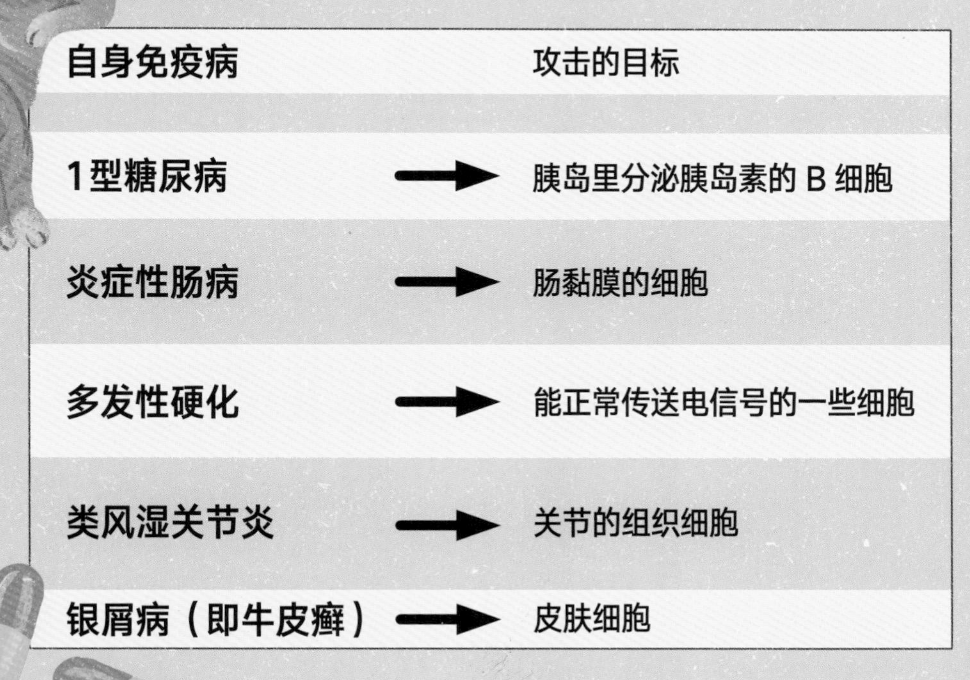

自身免疫病		攻击的目标
1型糖尿病	→	胰岛里分泌胰岛素的 B 细胞
炎症性肠病	→	肠黏膜的细胞
多发性硬化	→	能正常传送电信号的一些细胞
类风湿关节炎	→	关节的组织细胞
银屑病（即牛皮癣）	→	皮肤细胞

衰老：一个人最长能活多久

在让娜·卡尔芒出生的时候，世界上还没有飞机或汽车，那时候甚至连电灯也都还没有普及。当她去世的时候，人类已经登上了月球，发明了互联网，并已经拍摄了不下五部《蝙蝠侠》的电影。卡尔芒于 1875 年 2 月 21 日出生在法国，卒于 1997 年 8 月 4 日，共计生活 122 年 164 天。根据正式记载，她是有史以来世界上活得最长的人。

卡尔芒不仅是第一个活到 122 岁的人，而且是第一个活到 116，117，118，119，120 和 121 岁的人。在晚年，她曾不无自豪且不乏魅力地夸下海口："我全身只有一道皱纹，而且我还坐在它上面。"

卡尔芒当然是不同寻常的人。现如今，能活到 110 岁的概率，大约每 700 万人里也才只有一人。然而在 100 年前，活到耄耋之年的也大有人在。

也许你已经听说过我们的平均期望寿命过去比现在要短得多。确实如此。1900 年（在卡尔芒出生 25 年后）出生在美国的女人，她们的平均期望寿命只有 48 岁。到了 2000 年（卡尔芒去世仅仅几年之后），美国女性出生时的平均期望寿命已接近 80 岁。

一个人最长能够活多久？

一些医生认为，生活在今天的年轻人，其寿命可能会比目前人的寿命长出一半的时间（也就是说，可以活到 110 岁以上）。甚至有医生认为，某些当下活着的人可能会活到 1 000 岁！

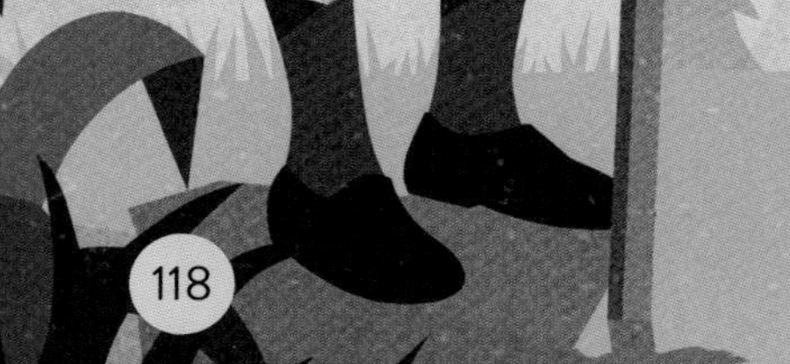

我们到底为什么会衰老和死亡？

针对这一问题，存在着很多观点（我们只是不知道它们其中任何一个正确与否而已）。下面是三种主要的观点：

- 你的基因出故障并杀死了你。
- 你的身体因使用过度而消耗殆尽。
- 你身上的细胞被自己所产生的废物堵塞住了。

但是，我们知道，当我们变老时会发生很多的变化：

- 膀胱的弹性变差，不能保存住那么多的尿了。
- 皮肤的弹性也变差了，同时它还变得更干燥和更粗糙了。
- 血管更容易破裂，这就意味着人们更容易被碰出瘀伤（即在皮下渗出来的一点儿瘀血）来。
- 免疫系统功能变弱。
- 每一次心跳所泵出的血量逐渐减少（这意味着送至各个器官的血液量减少了）。

围绝经期

女人大约在 45—55 岁停止来月经，这被称作围绝经期（即更年期）。一些激素的水平产生急剧变化，女人们不再能够怀孕。医生们过去认为，产生绝经是因为女人已耗尽了卵子而无卵可排；然而，这不是事实。

不过，你想知道非常奇怪的事吗？羊大概是除了人之外，唯一经历围绝经期的陆生动物。绝大多数动物并没有围绝经期，连母猫或母猪，甚或雌性黑猩猩，也没有围绝经期。

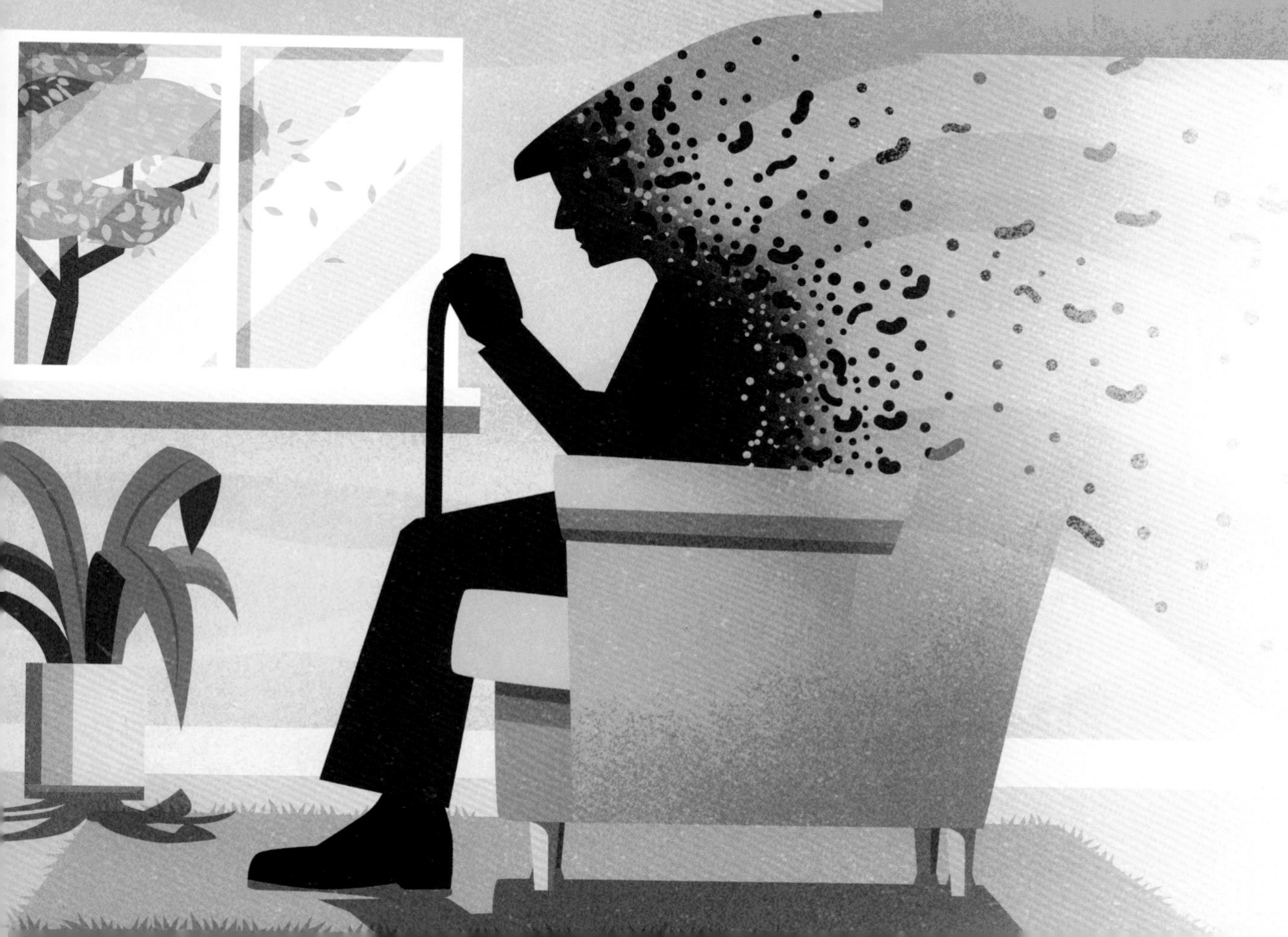

死亡是怎么回事

什么是死亡？

奇怪的是，不是所有的专家（也不是所有的国家）对死亡都有一致的认识。

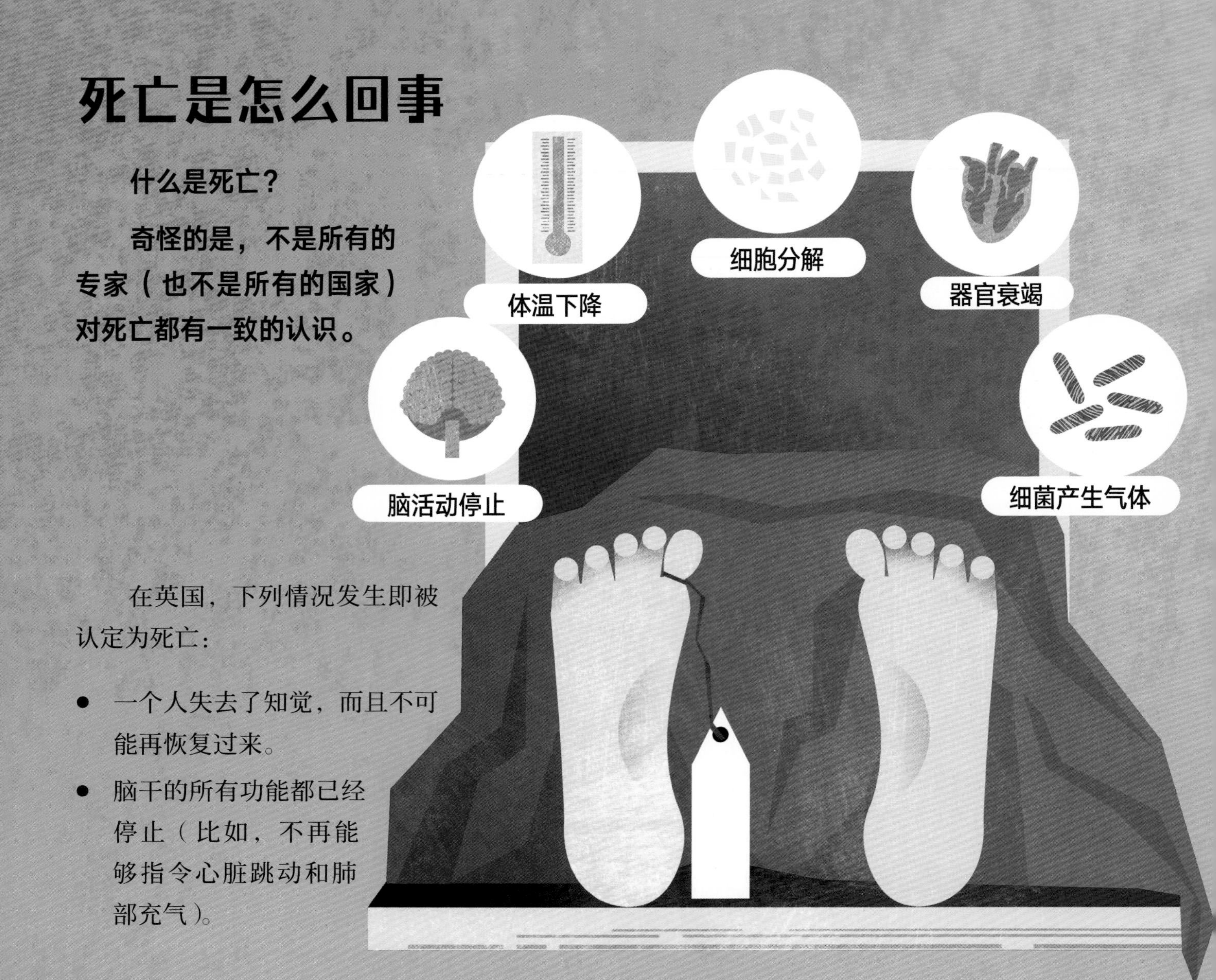

在英国，下列情况发生即被认定为死亡：

- 一个人失去了知觉，而且不可能再恢复过来。
- 脑干的所有功能都已经停止（比如，不再能够指令心脏跳动和肺部充气）。

当人死亡后，会发生些什么？

几乎顷刻之间，靠近皮肤表面的小血管里的血液开始流走。这就使得皮肤看起来苍白。

身体组织开始迅速分解。这就是为什么人死后，其捐赠的器官得尽快取下来供器官移植所用。

人死亡后，体内某些器官比另一些器官的功能存留时间要长一些。脑细胞很快死亡，三四分钟的时间内就会死亡。然而，肌肉和皮肤细胞可以继续存活数小时——或许一整天。

事实上，尸体依然有活力。是的，人已经不再活着了，但是，体内所有的细菌（加上所有其他蜂拥而入的细菌）确实都还活着。它们一边吞噬着尸体，一边产生出各种各样难闻的气体。当没有鲜肉剩下来的时候，也就没有什么东西剩下来产生气味了。

在某些条件下，这一腐败的过程被中断了。这有可能是自然发生的，比如当尸体落入泥炭沼泽里并被保存下来（因为泥炭中所含的酸实质上把肉给腌制起来了）。但是，这也有可能是人们故意这么干的。

制作木乃伊

你有没有看过古埃及的木乃伊照片？你在博物馆里近距离地见到过一些木乃伊吗？在古埃及，法老王与王室其他成员死后，他们的尸体被保存下来。他们的大多数内脏器官都被取出来（不过，心脏还留在原位不动），头颅里的东西也会被想办法弄出来。

接下来，他们的尸体停放着被风干 40 天。然后，用一些蜂蜡类的天然防腐材料（防止尸体腐烂的东西）涂遍全身，并用亚麻布一层一层地包裹起来。这样一来就完成了木乃伊的制作。

假如大脑脱离身体，会发生些什么？

1803 年，两位德国科学家曾经对此进行了研究，他们得出如下结论：当大脑脱离身体之后，立即失去知觉；或者至少是丧失知觉太快了，以至于无法测量。

到底有多快？

现代估算是 2—7 秒。这算很快了，但是这仍然意味着，大脑在脱离身体后的瞬间，可能依然还保有知觉。

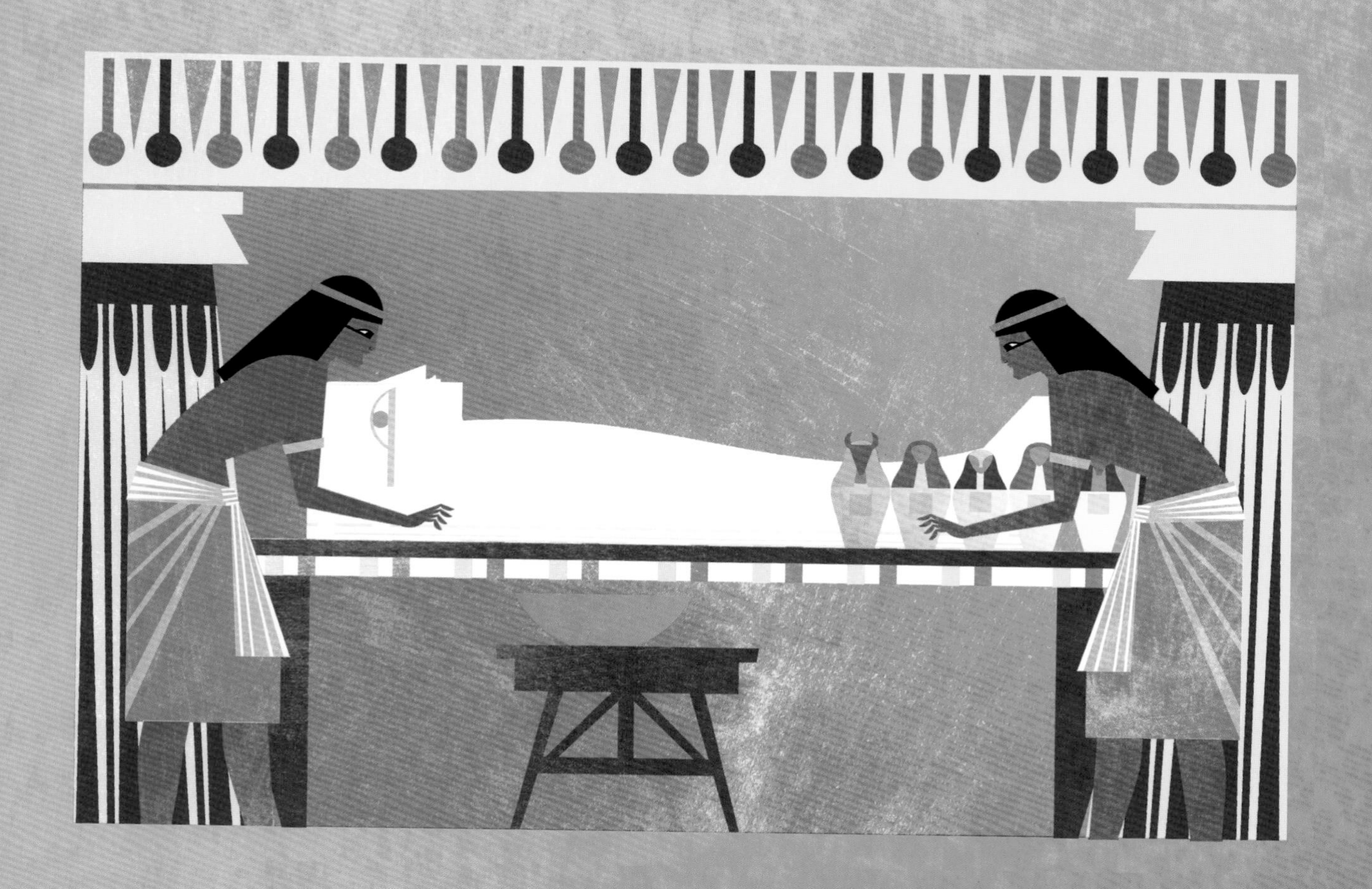

死里逃生的故事

我已经给你们讲述了一些有关感染和死亡的故事，但是世界上也有一些令人难以置信的死里逃生的故事。

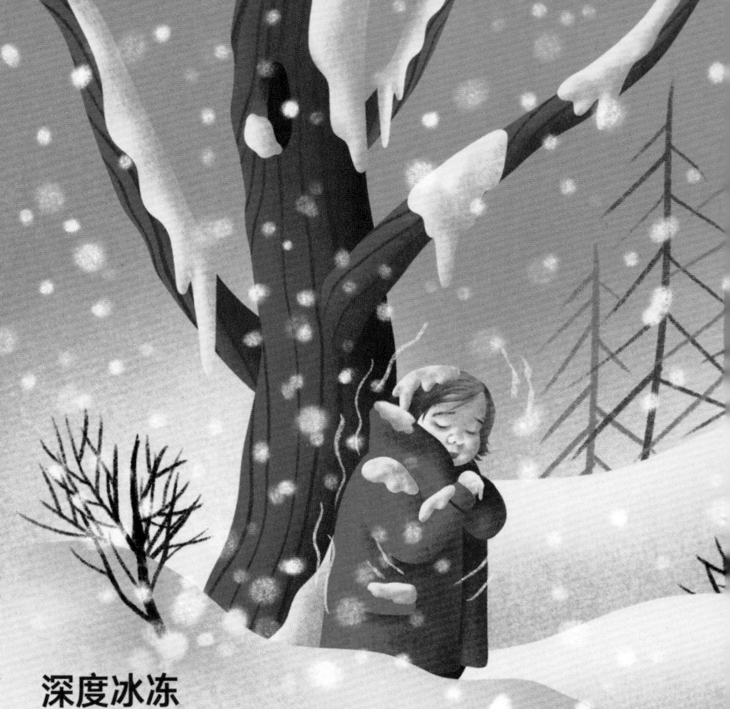

你的身体是相当坚强的，而且正如你所知，你的大脑为了你能活着，非常努力地工作着。一些很不舒服的实验揭示，你的身体能够做一些惊人的事情，比如，忍耐极高温度……

步入大炉子

18 世纪，英国伦敦一位名叫查尔斯·布拉登的医生建造了一个实质上大到一个人可以径直走进里面去的大炉子。他和他的朋友们（能够同意参与进去，他们必定已经是非常要好的朋友了）要站到那个大炉子里面去，能够忍耐多久就在里面待多久。布拉登在 92.2 摄氏度的高温下站了 10 分钟。他的一个朋友（一位名叫约瑟夫·班克斯的著名植物学家）扛住了 99.4 摄氏度的高温，不过只待了 7 分钟。

不出所料的是，志愿者的皮肤急剧升温，而且布拉登还测量了他们小便的温度。他在他们进入炉子之前和走出炉子之后，即刻各测了一遍他们尿液的温度。他发现，前后两者之间没有变化。这意味着，他们体内的“体温”一直保持不变。这就显示了人体的韧性——它能调节自身的温度，即便在体外的温度是很极端的时候（他还注意到志愿者们流了很多的汗，这令他意识到流汗对降低体温很重要）。

我们对有关人体韧性的一些了解并不是来自通常的实验（一般是安全的），而是来自一些人从事故中幸存的经验。

深度冰冻

在艾丽卡·诺德比还是幼儿的时候，有一天她在夜里醒来，走出了她在加拿大的家。当时正值隆冬，外面是冰天雪地。当她最终被找到的时候，她的心脏停止跳动至少已两个小时。但在当地一家医院里，艾丽卡被小心地温暖过来，并得以完全康复。仅仅两周之后，在美国的一个农庄里，有个 2 岁的男孩干了跟艾丽卡几乎一模一样的事情，他也完全康复了。这听起来不同寻常——然而，死亡的确是你的身体想要做的最后一件事。

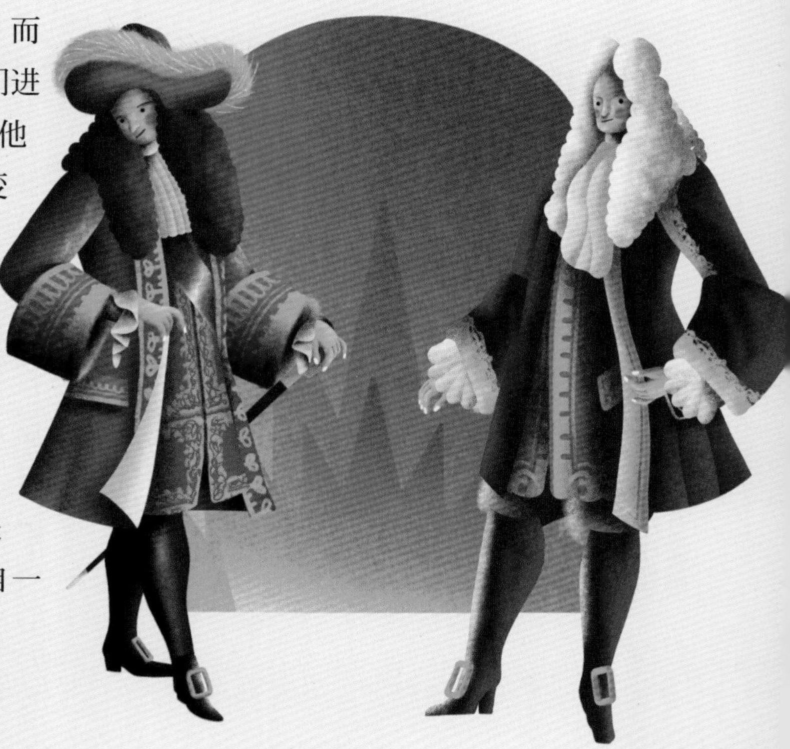

从飞机上摔下来，并且活了下来讲述这一历险故事（而这只是故事的开头）。

1944 年 3 月 24 日，一架英国皇家空军的轰炸机飞过德国上空，轰炸机被击中并立即起火。等机尾机枪手阿尔克梅德拿到降落伞时，降落伞也已着火烧了起来，所以他决定往下跳……

他在离地面 3 英里（约 5 千米）的空中，以超过每小时 120 英里（约 193 千米）的速度下落。他后来回忆时说道："周围非常安静。"他并没有下落的感觉，"我感到自己是悬浮在空中。"

突然，他发现自己撞到了一些松树的树枝。他听到一声巨响，随即降落在雪堆上面，而且是妥妥地坐在了雪堆里。他不知怎的把靴子给弄丢了，并留下了酸痛的膝盖，以及几处轻微的擦伤。除此以外，他都很好。

第二次世界大战后，阿尔克梅德在一家化工厂里找到了一份工作。在他使用氯气时，他戴的口罩松了下来，他暴露于非常危险的高浓度化学物质中。他失去知觉后在地上躺了 15 分钟，才被工友们拖出来。奇迹般地，他又活了下来。

他康复后重回工作岗位。有一天他正在调整一节管道，结果管道爆裂，里面的硫酸喷出来，从头到脚泼了他一身。他遭受了大面积的烧伤，但是他又幸存了下来。

在他康复后重返工作岗位不久，一根 9 英尺（约 2.7 米）长的金属杆从高处掉下来砸到了他的身上，差一点儿就把他砸死了。令人难以相信的是，他又幸存了下来。

后来阿尔克梅德找了一份更安全的工作——家具店售货员。他继续活到了 64 岁，最后平静地在自己的床上去世。

我们的身体可以经受各种各样的撞击和摔打，因为它的确是非常有弹性和复原力的东西。

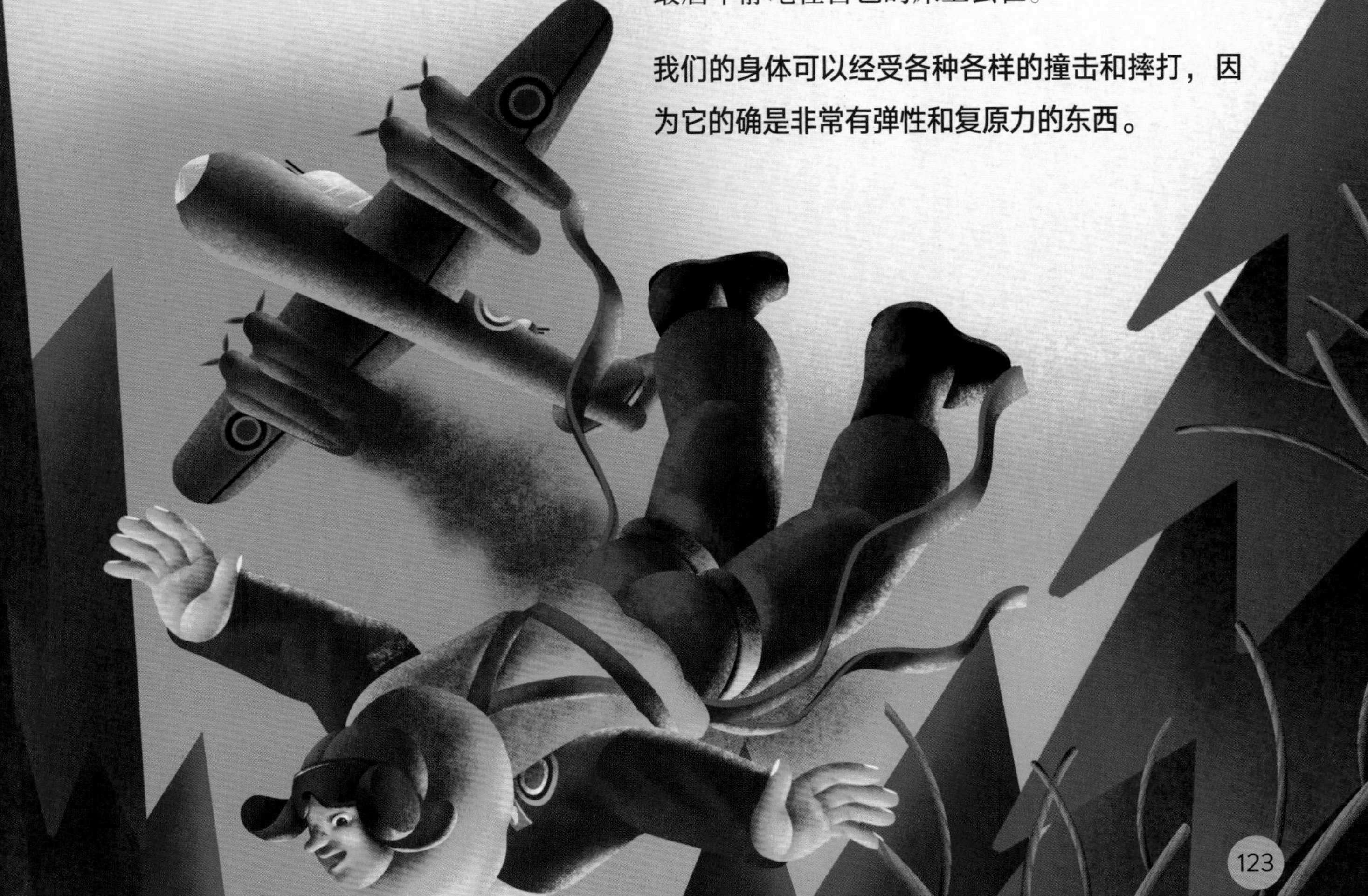

最后，请看本书的结论吧！

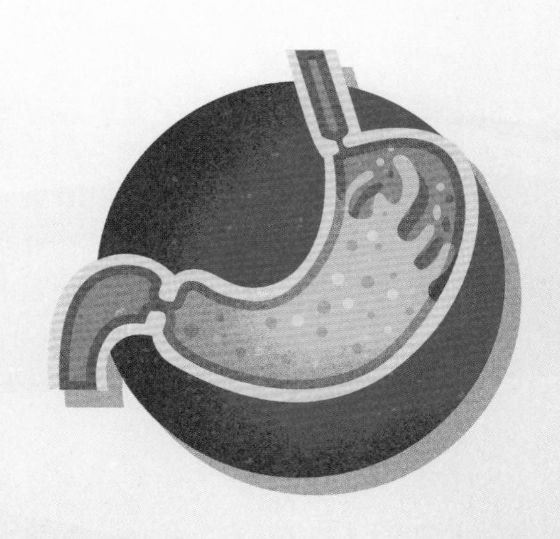

从你的冒酸水的胃
到你的有洁癖的肾……

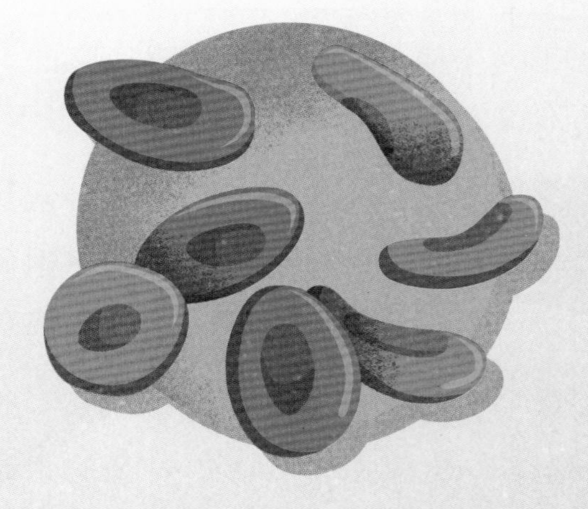

从你的被用坏了的血细胞
到你的维持新陈代谢的肺……

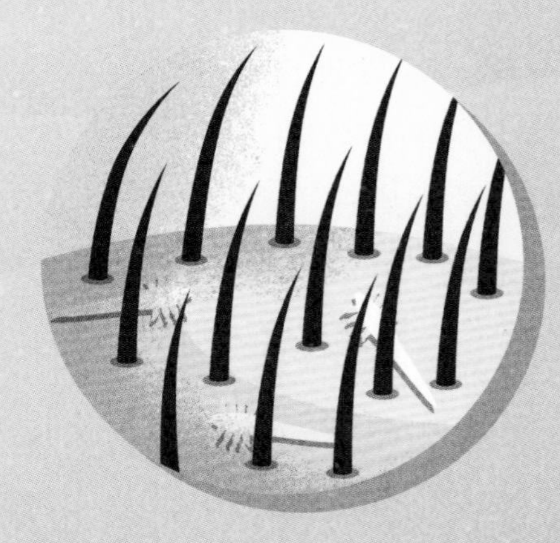

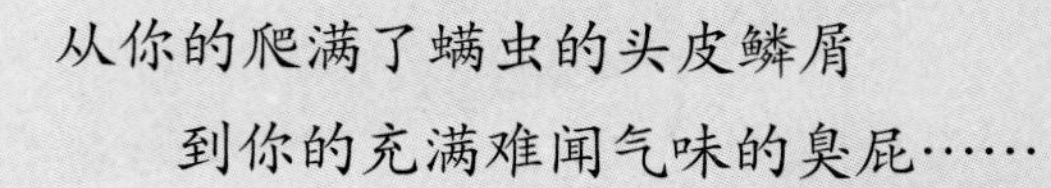

从你的爬满了螨虫的头皮鳞屑
到你的充满难闻气味的臭屁……

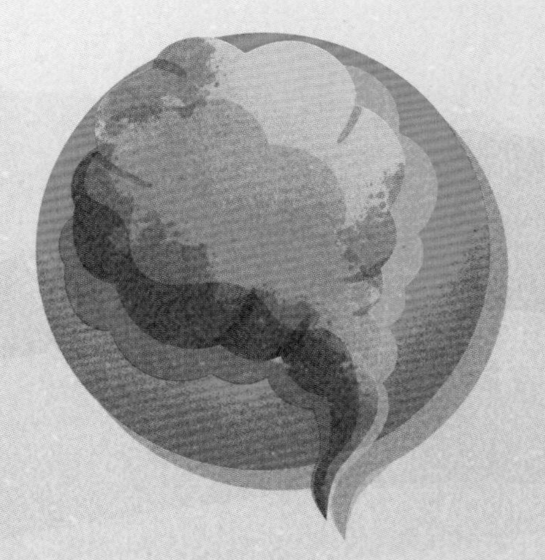

这是一个有关你的难以置信的身体的神奇故事。

大多数情况下，把你的身体看成是理所当然的，倒也无伤大雅。它知道你很忙，我是指，玩魔盒游戏机和看电视是极其费神的事。无论你是否哪怕花一丁点儿时间想到它，你的身体总是在默默无闻地为你工作着。然而，只是有时候——也许当你擦破了膝盖，而且皮肤已经开始愈合的时候；或者是当你四处奔跑，而你的前庭器官保持着你的直立身姿时——或许你该暂停一下，并记住你的身体究竟是如何令人惊叹和了不起的。

如果你已经从头到尾读完了这本书，而且不是囫囵吞枣地浏览一遍的话（我知道你是啥样的），你或许注意到了另一些东西：还有很多关于身体的问题，科学家们目前也不了解。但愿等你们长大以后，科学家们会拿出很好的答案。如果还没有答案的话，我也不是要求你们去弄根管子插入自己的心脏来做实验，或是干些其他什么事（我真的不希望你们这样做）——但是，也许你们将是亲自去找出这些答案的人。

无论你选择用哪一种方式去探索更多有关你神奇身体的奥秘，我希望你像我一样，发现这一切是如此有趣与迷人。

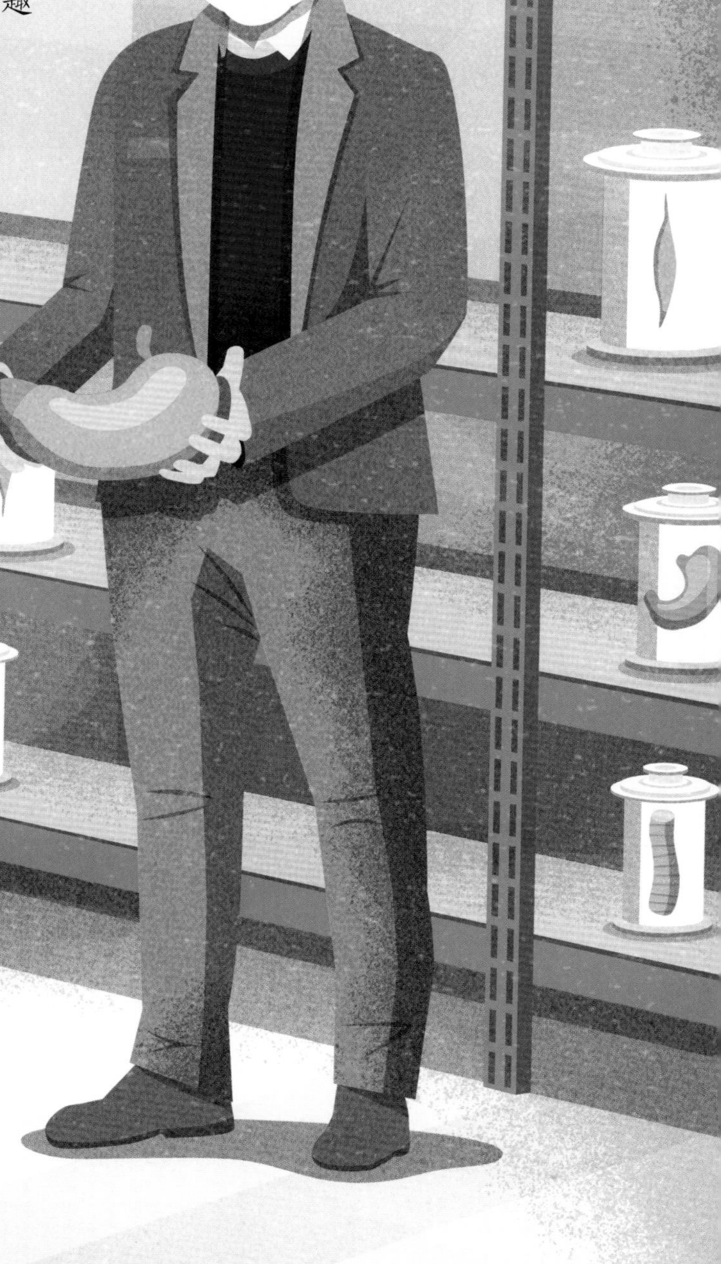

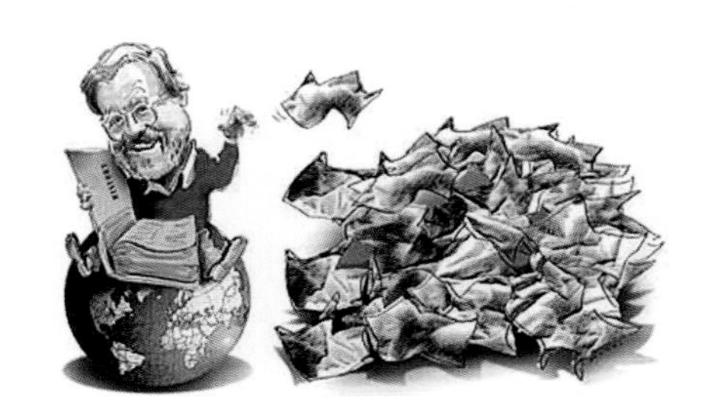

关于作者

比尔·布莱森，英国皇家学会荣誉院士，詹姆斯·乔伊斯奖、塞缪尔·约翰逊奖等多个文学奖获得者。曾担任英国杜伦大学校长，被众多大学授予荣誉博士学位，更因文学上的杰出贡献被英国女王伊丽莎白授予官佐勋章。

布莱森风趣幽默且博学多才，能以独到的眼光发现寻常事物中的不寻常之处，善于捕捉生动有趣的画面和真实深切的内心感受，并用诙谐的语言将其描述出来。在他的书里，英国式的睿智幽默与美国式的搞笑绝妙地融合在了一起。他的犀利加上他的博学，让他的文字充满了幽默、机敏和智慧，其写作风格受到众多英语学习者的喜爱和模仿。

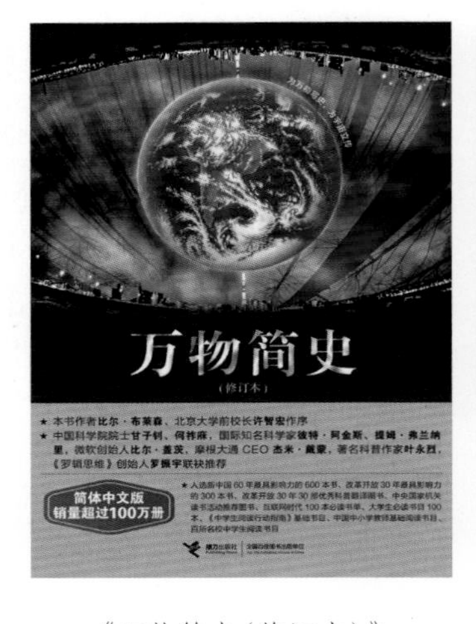

《万物简史(修订本)》

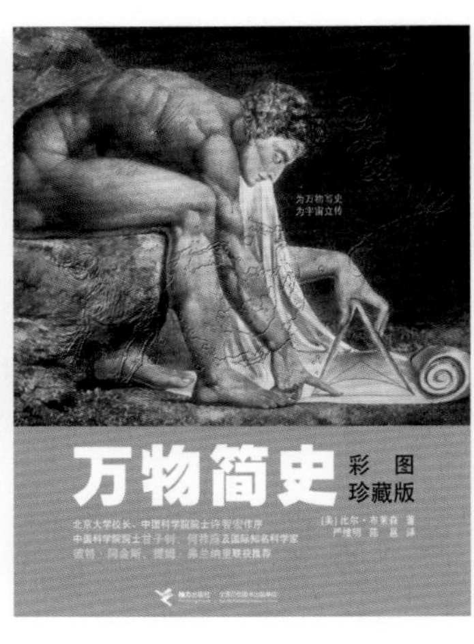

《万物简史(彩图珍藏版)》

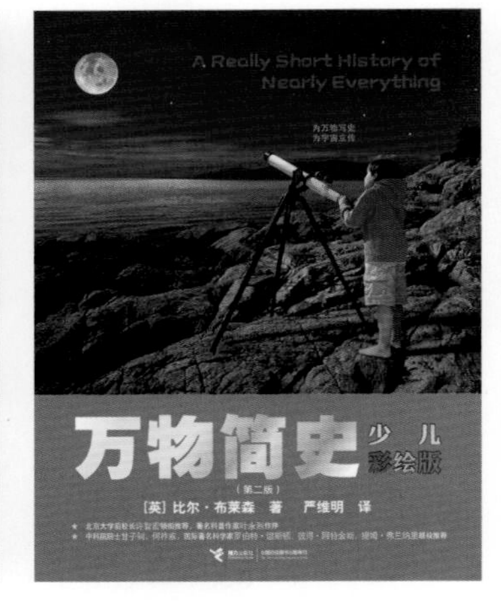

《万物简史(少儿彩绘版)》